AF324810

BIBLIOTHÈQUE MÉDICALE

FONDÉE PAR MM.

J.-M. CHARCOT ET G.-M. DEBOVE

DIRIGÉE PAR M.

G.-M. DEBOVE

Membre de l'Académie de médecine,
Professeur à la Faculté de médecine de Paris,
Médecin de l'hôpital Andral.

BIBLIOTHÈQUE MÉDICALE CHARCOT-DEBOVE

VOLUMES PARUS DANS LA COLLECTION :

V. Hanot. LA CIRRHOSE HYPERTROPHIQUE AVEC ICTÈRE CHRONIQUE.

G.-M. Debove et Courtois-Suffit. TRAITEMENT DES PLEURÉSIES PURULENTES.

J. Comby. LE RACHITISME.

Ch. Talamon. APPENDICITE ET PÉRITYPHLITE.

G.-M. Debove et Rémond (de Metz). — LAVAGE DE L'ESTOMAC.

J. Seglas. DES TROUBLES DU LANGAGE CHEZ LES ALIÉNÉS.

A. Sallard. LES AMYGDALITES AIGUËS.

L. Dreyfus-Brisac et I. Bruhl. PHTISIE AIGUE.

P. Sollier. LES TROUBLES DE LA MÉMOIRE.

De Sinety. DE LA STÉRILITÉ CHEZ LA FEMME ET DE SON TRAITEMENT.

G.-M. Debove et J. Renault. ULCÈRE DE L'ESTOMAC.

G. Daremberg. TRAITEMENT DE LA PHTISIE PULMONAIRE, 2 vol.

Ch. Luzet. LA CHLOROSE.

E. Mosny. BRONCHO-PNEUMONIE.

A. Mathieu. NEURASTHÉNIE.

N. Gamaleia. LES POISONS BACTÉRIENS.

H. Bourges. LA DIPHTÉRIE.

Paul Blocq. LES TROUBLES DE LA MARCHE DANS LES MALADIES NERVEUSES.

P. Yvon. NOTIONS DE PHARMACIE NÉCESSAIRES AU MÉDECIN, 2 vol.

L. Galliard. LE PNEUMOTHORAX.

E. Trouessart. LA THÉRAPEUTIQUE ANTISEPTIQUE.

Juhel-Rénoy. TRAITEMENT DE LA FIÈVRE TYPHOÏDE.

J. Gasser. LES CAUSES DE LA FIÈVRE TYPHOÏDE.

G. Patein. LES PURGATIFS.

A. Auvard et E. Caubet. ANESTHÉSIE CHIRURGICALE ET OBSTÉTRICALE.

L. Catrin. LE PALUDISME CHRONIQUE.

Labadie-Lagrave. PATHOGÉNIE ET TRAITEMENT DES NÉPHRITES ET DU MAL DE BRIGHT.

E. Ozenne. LES HÉMORROÏDES.

Pierre Janet. ÉTAT MENTAL DES HYSTÉRIQUES. LES STIGMATES MENTAUX.

H. Luc. LES NÉVROPATHIES LARYNGÉES.

DuCastel. TUBERCULOSES CUTANÉES.

J. Comby. LES OREILLONS.

Chambard. LES MORPHINOMANES.

J. Arnould. LA DÉSINFECTION PUBLIQUE.

Achalme. ÉRYSIPÈLE.

P. Boulloche. LES ANGINES A FAUSSES MEMBRANES.

E. Lecorché. TRAITEMENT DU DIABETE SUCRÉ.

Barbier. LA ROUGEOLE.

M. Boulay. PNEUMONIE LOBAIRE AIGUE, 2 vol.

A. Sallard. HYPERTROPHIE DES AMYGDALES.

Richardière. LA COQUELUCHE.

G. André. HYPERTROPHIE DU CŒUR.

E. Barié. BRUITS DE SOUFFLE ET BRUITS DE GALOP.

L. Galliard. LE CHOLÉRA.

Polin et Labit. HYGIÈNE ALIMENTAIRE.

Boiffin. TUMEURS FIBREUSES DE L'UTÉRUS.

P. Janet. ÉTAT MENTAL DES HYSTÉRIQUES. ACCIDENTS MENTAUX.

E. Rondot. LE RÉGIME LACTÉ.

Ménard. LA COXALGIE TUBERCULEUSE.

F. Verchère. LA BLENNORRHAGIE CHEZ LA FEMME, 2 vol.

F. Legueu. CHIRURGIE DU REIN ET DE L'URETÈRE.

P. de Molènes. TRAITEMENT DES AFFECTIONS DE LA PEAU.

Ch. Monod et F. Jayle. CANCER DU SEIN.

Blache. FORMULAIRE DES MALADIES DE L'ENFANCE.

P. Mauclaire. OSTÉOMYÉLITES DE LA CROISSANCE.

POUR PARAITRE PROCHAINEMENT :

Legrain. MICROSCOPIE CLINIQUE.

H. Gillet RYTHMES DES BRUITS DU CŒUR (physiol. et pathol.).

G. Martin. MYOPIE, HYPEROPIE, ASTIGMATISME.

A. Reverdin. ANTISEPSIE ET ASEPSIE CHIRURGICALES.

Guermonprez et Bécue. ACTINOMYCOSE.

Robin. RUPTURES DU CŒUR.

G. André. L'INSUFFISANCE MITRALE.

A. Martha. DES ENDOCARDITES AIGUES

Louis Beurnier. LES VARICES.

De Grandmaison. LA VARIOLE.

Achalme. IMMUNITÉ.

Paul Rodet. LYMPHATISME.

A. Courtade. ANATOMIE, PHYSIOLOGIE ET SÉMÉIOLOGIE DE L'OREILLE.

J. Comby. L'EMPYÈME PULSATILE.

P. Bonnier. LE VERTIGE.

J.-B. Duplaix. DES ANÉVRYSMES.

Ferrand. LE LANGAGE, LA PAROLE ET LES APHASIES.

Lecorché. TRAITEM' DE LA GOUTTE.

J. Garel RHINOSCOPIE.

Chaque volume se vend séparément. Relié : 3 fr. 50.

CANCER DU SEIN

PAR

M. CHARLES MONOD

Professeur agrégé à la Faculté de médecine, Chirurgien de l'hôpital Saint-Antoine

ET

M. FÉLIX JAYLE

Interne des hôpitaux.

Avec 8 figures dans le texte

PARIS

RUEFF & Cie, EDITEURS

106, BOULEVARD SAINT-GERMAIN, 106

1894

CANCER DU SEIN

DÉFINITION

Il n'est point de bonne définition du mot cancer, parce que ce terme ne répond pas à une maladie qui soit toujours et partout la même. Appliqué aux tumeurs de la mamelle, il a, d'ailleurs, varié de sens avec les époques médicales.

Jusqu'au début de ce siècle, les chirurgiens confondaient, sous la dénomination générale de cancer, toutes les tumeurs du sein. A Astley Cooper revient l'honneur d'avoir su distinguer des cancers tout un groupe de tumeurs « qui n'ont rien de cancéreux et n'ont aucune tendance envahissante », et d'avoir ainsi fondé la grande division des tumeurs du sein en bénignes et malignes. Cruveilhier, Lebert, Velpeau, etc., adoptant la classification d'Astley Cooper, réservèrent la dénomination de cancer de la mamelle aux néoplasies malignes de cette glande.

Grâce aux progrès de l'histologie s'imposa bientôt une nouvelle classification des tumeurs dans laquelle ne pouvait entrer le mot cancer, puisqu'il répondait à des néoplasmes histologiquement différents. « Ce terme, disait Robin, n'a pas plus de valeur que le mot « dartre » et doit disparaître. » Le groupe des tumeurs malignes fut donc dissocié et l'on décrivit séparément les épithéliomes, les carcinomes, les sarcomes, toutes néoplasies englobées autrefois sous le terme générique de cancer. Abandonné par les histologistes, le mot cancer fut néanmoins conservé par les cliniciens qui, peu à peu, l'acceptèrent comme synonyme de carcinome. « Pris dans son acception ancienne de tumeur maligne, écrivait Cornil, ce terme a fait son temps ; les anatomistes ne s'en servent plus ou lui donnent la même signification qu'au mot carcinome. » Sous le nom de cancer de la mamelle, on ne devait donc désigner et on n'étudia plus, en effet, que le carcinome de cette glande.

La synonymie de cancer et carcinome ne devait pas durer longtemps. Les recherches de ces dernières années ont, en effet, démontré que le carcinome n'a pas les caractères fondamentaux sur l'existence desquels on avait basé son entité pathologique et qu'il doit rentrer dans le groupe des épithéliomes, dont il n'est qu'une variété. Aussi voyons-nous les auteurs les plus récents ranger épithéliomes et carcinomes sous le nom générique de tumeurs épithéliales du sein. A ce groupe histologique de tumeurs correspond dès lors le nom clinique de cancer. Parallèlement à ce premier groupe, et presque en opposition avec lui, s'en élève un second, celui des tumeurs d'origine conjonctive, dans lequel vient se ranger à côté du fibrome le sarcome le plus malin.

Ainsi, depuis A. Cooper, la dénomination de cancer du sein s'est tour à tour appliquée soit à toutes les tumeurs malignes de la glande, soit exclusivement aux carcinomes, soit enfin, suivant les vues actuelles, à l'ensemble des tumeurs épithéliales (épithéliomes et carcinomes).

Quel sens devons-nous lui donner? Réserver le mot de cancer aux tumeurs épithéliales, c'est en restreindre la portée sans mettre plus de clarté ni plus de vérité dans la description des néoplasmes de la mamelle. Sans doute, on a la satisfaction de limiter ainsi l'étude clinique à un seul groupe histologique de tumeurs, mais y a-t-il avantage à faire ainsi dépendre la clinique de l'histologie? Il faut bien reconnaître que l'histologiste et le clinicien ont un champ d'observation trop différent pour qu'on puisse leur refuser une très grande indépendance. L'un, sans s'occuper de la marche de la maladie, décrit les tumeurs d'après la nature et la disposition de leurs éléments; l'autre s'inquiète avant tout de l'allure de l'affection, afin d'établir un traitement approprié; l'histologie pourra, avant ou après la lettre, lui être d'un grand secours, mais elle ne sera jamais pour lui qu'un auxiliaire précieux. L'idéal serait assurément de voir correspondre à un type clinique un type histologique constant; mais il n'en est pas ainsi, et cliniciens et histologistes n'arrivent pas toujours à s'accorder. La raison en est dans ce fait, d'importance capitale, que la structure intime d'une tumeur ne donne pas la solution du problème de sa malignité; une foule de causes, connues ou inconnues, viennent en modifier la marche au point d'en changer totalement le pronostic; l'histologiste n'en tient pas compte, le clinicien leur accorde une extrême importance.

Nous ne pensons donc pas que le terme clinique de cancer, qui personnifie l'idée de malignité, puisse s'appliquer à une seule classe histologique de tumeurs, et nous arrivons à cette conclusion qu'il faut ou supprimer le mot, ce qui nous semble impossible, ou lui conserver son sens ancien de tumeur maligne. Pour le clinicien, le sarcome est un cancer au même titre que le carcinome ; ces deux tumeurs sans doute ont une structure histologique parfaitement différente, mais elles ont une même allure clinique. Toutes deux peuvent s'étendre rapidement aux dépens des tissus normaux, se généraliser, récidiver après leur ablation. Pourquoi ne répondraient-elles pas à une même appellation? Au risque de mériter le reproche de faire un pas en arrière, nous reprenons ce terme de cancer avec sa vieille acception de tumeur maligne, décrivant ainsi sous ce nom générique non seulement le carcinome et l'épithéliome, mais encore le sarcome.

Nous étudierons donc, sous la dénomination de cancer du sein, les trois grandes variétés de tumeur maligne de cette glande, variétés tout aussi distinctes au point de vue clinique qu'au point de vue histologique et qui sont, par ordre de fréquence : le carcinome, le sarcome et l'épithéliome.

Avant d'aborder la description de ces tumeurs, nous avons, dans un court chapitre, exposé les principales théories qui se disputent l'honneur d'élucider la question si obscure de la nature intime du cancer.

PATHOGÉNIE DU CANCER

Des diverses théories émises pour expliquer le développement du cancer, trois seulement se partagent les faveurs des anatomo-pathologistes : la théorie de l'irritation de Virchow, la théorie des germes embryonnaires de Cohnheim et la théorie parasitaire. Les autres ne doivent être citées que pour mémoire : telle la théorie de la spontanéité de Rindfleisch, la théorie nerveuse de Schrœder van der Kolk, celle de l'herpétisme de Bazin, de l'arthritisme de Verneuil. Seule du reste parmi celles-ci, la théorie de Schrœder van der Kolk semblait reposer sur l'anatomie pathologique : dans un cas où, après section des nerfs de la cuisse, il avait fracturé le fémur d'un lapin, Schrœder crut trouver, au lieu d'un cal, un fongus médullaire ; la théorie nerveuse était née : le cancer était la conséquence du défaut d'influx nerveux. Virchow n'eut pas grand'peine à renverser une théorie si fragile qui n'a plus trouvé de défenseur.

La THÉORIE DE L'IRRITATION a eu plus de succès. Virchow la formule ainsi : « Sous l'influence d'une cause irritante qui n'eût produit dans un autre point qu'une affection simplement inflammatoire, l'irritation donne lieu au développement de la tumeur spécifique. Tuméfaction inflammatoire et tumeur reconnaissent une même cause : l'*irritation*, qui d'ailleurs « varie dans sa nature, suivant qu'elle est produite par une substance chimique particulière, une « acrimonie », ainsi que nous le supposons dans les maladies infectieuses, dans les états dyscrasiques, ou suivant qu'elle est à rapporter à une cause mécanique. *La direction que prend le développement du nouveau tissu à la suite de cette irritation* varie à son tour suivant que les tissus sur lesquels porte l'irritation diffèrent notablement les uns des autres et suivant que la substance irritante exerce une action chimique toute particulière, qui, semblable à l'action du sperme sur l'œuf, communique au tissu irrité des qualités toutes spéciales. » (Virchow).

Plus séduisante est la THÉORIE DE COHNHEIM, ainsi résumée par Kæser (1) : « Les tumeurs ont pour origine des germes embryonnaires restés sans emploi lors de la formation du fœtus et de ses différents organes. Ces germes peuvent se trouver dans le tissu qui leur a donné naissance ou aussi s'égarer dans un tissu voisin d'espèce différente. Ils peuvent persister sans subir aucun changement pendant toute la vie, et, dans ce cas, ils passent inaperçus ; mais lorsque, à la suite de n'importe quelle cause, ils se développent et augmentent de volume, ils forment une tumeur dont la nature varie comme celle du germe. Si les cellules du germe étaient destinées à fournir du tissu musculaire, il se forme un myome ; si elles étaient de nature épithéliale, c'est un cancer qui apparaît, et ainsi de suite.

« ... Le point de départ de la tumeur étant un tissu embryonnaire normal, il est difficile de s'expliquer pourquoi elle prend, dans certains cas, un caractère malin. D'après Cohnheim, cela dépendrait non du genre de la tumeur, mais de la manière dont les tissus environnants se comportent. Supposons qu'un germe de tissu épithélial soit en voie d'accroissement ; supposons, en

____

(1) Cité par Nicaise, *in Rev. Chirurgie*, 1885, p. 706.

outre, que *la force de résistance du tissu conjonctif environnant diminue*, comme cela arrive, par exemple, dans la vieillesse, ou bien à la suite d'une *contusion*, d'une *inflammation* (causes accessoires alors) ou d'une prédisposition spéciale, le tissu épithélial produit par le germe empiétera sur le tissu conjonctif. Ce n'est pas, en un mot, le cancer qui ronge les tissus, mais ce sont les tissus qui cèdent devant lui. »

Si ingénieuse que soit la théorie de Cohnheim, elle a le tort de ne pas expliquer tous les faits et surtout de reposer uniquement sur des suppositions et des hypothèses. C'est, au contraire, sur l'expérimentation, la bactériologie et l'histologie que tendrait à s'appuyer la THÉORIE NOUVELLE DU PARASITISME DU CANCER. Des nombreuses recherches entreprises, il résulte tout au moins une connaissance plus approfondie de l'inoculation, de la transmissibilité et de la contagion du cancer. Le parasite est déjà soupçonné et bientôt peut-être son existence sera définitivement établie.

Pour démontrer la nature infectieuse du cancer, on a essayé de prouver : 1° qu'il est inoculable ; 2° qu'il reconnaît pour cause première un organisme vivant.

L'inoculabilité du cancer repose sur un ensemble d'expériences que nous diviserons, avec Cazin, en trois séries, suivant qu'elles ont pour but de transmettre un cancer : 1° de l'homme aux animaux, ou des animaux à d'autres animaux d'espèce différente; 2 d'un individu d'une espèce animale à un autre individu de la même espèce; 3° d'une partie d'un individu cancéreux à une autre partie du même individu.

a) *Transmission du cancer de l'homme aux animaux, ou des animaux à d'autres animaux d'espèce différente.* — Cette question est loin d'être résolue, malgré le nombre considérable d'expériences destinées à la trancher. La plupart des résultats sont négatifs et rappellent les noms de : Peyrilhe (1773), Dupuytren, Valentin, Vogel, Weber, Dubuisson, Hyvert, Chatin, Hénocque et Leroy, Doutrelepont, Billroth, Lebert et O. Wyss, Senger, Senn, Villemin, Shattock et Ballance, etc.

Plus rares et peu démonstratives sont les expériences positives. Langenbeck (1840) obtient des noyaux cancéreux dans le poumon d'un chien auquel il avait injecté dans les veines une émulsion de cancer de l'humérus. Follin (1848) inocule le suc d'un cancer enlevé par Velpeau dans la veine jugulaire droite d'un chien; à l'autopsie, il trouve des granulations cancéreuses du poumon, du foie et du cœur. Cohn (1850) obtient un résultat analogue. Goujon et Quinquaud relatent chacun un fait positif après inoculation sous-cutanée : il y eut généralisation viscérale dans le cas de Quinquaud. Klencke injecte dans la jugulaire d'un chien le suc d'un cancer mélanique d'une jument et détermine l'apparition d'un cancer mélanique de la langue. Francotte, de Bruxelles, et G. de Rechter relatent à l'Académie royale de Belgique (30 juillet 1892) des faits en faveur de l'inoculabilité du cancer humain à la souris blanche. Firket (31 décembre 1892) communique à la même société le résultat positif de cinq greffes de sarcome de l'homme au rat. Mayer (5 juin 1893) admet la « possibilité de provoquer chez le rat blanc des néoplasmes cancéreux par l'introduction dans l'organisme de cet animal de substances tirées d'un cancer encéphaloïde de l'homme, — ou seulement un état cachectique tardif, sans lésions macroscopiquement appréciables, sous la même influence ».

Mentionnons, enfin, les expériences de Schweninger (1881) et de Klebs (1890); ces auteurs ont constaté tous deux que les fragments inoculés pouvaient continuer à vivre et augmenter de volume, sans se généraliser. Schweninger les a même vus disparaître au bout d'un certain temps. Klebs admet, dans ces cas, un simple processus de transplantation, sans la moindre action parasitaire.

En présence de ces expériences contradictoires et du doute qui enveloppe la plupart des faits positifs, *étudiés de près*, nous conclurons, avec M. Cazin, que la transmission du cancer de l'homme à l'animal n'est pas encore prouvée.

b) *Transmission du cancer d'un individu d'une espèce animale à un autre individu de la même espèce* (1).

(1) Les observations cliniques sont évidemment de peu d'importance en cette matière. Mentionnons cependant, parmi les observations anciennes, souvent douteuses d'ailleurs, le fait de Nicolas Tulp (1672), d'Amsterdam : une femme âgée, atteinte du cancer du sein, est soignée par sa servante, qui présente dans la suite un néoplasme de la mamelle.

Dans ces dernières années, on a publié de nombreuses observations dites de contagion cancéreuse.

En 1885, John Hall rapporte cinq cas de cancer successi. chez le mari et chez la femme. Gueillot a vu mourir dans une famille successivement le mari d'un cancer du rectum (1870), la femme d'un cancer du sein (1873) et le beau-père d'un cancer du rectum (1875). C'était la totalité des personnes habitant un appartement où elles vivaient très confinées, n'en sortant que rarement. Cet auteur aurait pu réunir 77 observations de contagion cancéreuse de ce genre : dans 71 cas, les deux malades sont le mari et la femme ; dans 6, il s'agit de personnes vivant ensemble.

Citons encore des cas d'épidémies de villages et de maisons, dont l'interprétation doit être réservée.

Rappelons les courageuses tentatives d'Alibert, Biett, Lenoble, Payet, s'inoculant en vain le cancer. Les expériences de Jeannel, Doutrelepont, Leblanc, Paul Bert, Senn, Rinn, Duplay et Cazin, etc., n'ont donné que des résultats négatifs. Mais il existe un ensemble de faits nombreux et indiscutables qui prouvent la possibilité de la greffe entre animaux de la même espèce.

Chez un cobaye, Goujon transplante un fragment de cancer épithélial pris à un autre cobaye. Klencke inocule à un cheval un cancer mélanique pris sur une jument : au point d'inoculation se développe une tumeur de même nature. Hanau et Wehr obtiennent aussi, à peu près en même temps (1889), des résultats positifs; le premier greffe, dans la tunique vaginale de deux vieux rats, des fragments d'épithéliome pavimenteux provenant d'animaux de la même espèce, et constate le développement sur place d'un épithéliome s'accompagnant de noyaux secondaires dans le péritoine; le second, après inoculation de carcinome à des chiens, trouve à l'autopsie un cancer des ganglions rétro-péritonéaux. C'est encore avec succès que Pfeiffer (1890) transplante un cancer mélanique d'une souris sur une autre souris. En présence de ces résultats, quelques expérimentateurs cherchèrent à pratiquer non plus l'inoculation simple, mais l'inoculation en série. Un essai, d'ailleurs suivi d'échec, fut tenté dans ce sens par Eiselsberg (1890). Le premier succès était réservé à Morau (1891). Cet auteur inocule une tumeur épithéliale d'une souris blanche à plusieurs animaux de la même espèce; trois mois après, les inoculés présentent, soit au niveau de la piqûre, soit en d'autres points, de petites nodosités qui augmentent peu à peu. Énucléation d'une de ces nodosités, dont l'expérimentateur greffe des fragments sur des animaux de la même famille, mais d'ascendants différents et de cages différentes. A quelques autres, on fait absorber une pâtée contenant des débris de la même tumeur. Ceux-ci présentèrent, après deux mois et demi, des nodosités, tantôt à la vulve, tantôt dans les plis inguinaux ou les creux axillaires. De même les inoculés. L'inoculation a été continuée en série. M. Morau a remarqué, en outre, ce fait intéressant : que la gestation apporte un arrêt dans l'évolution des néoplasmes épithéliaux : mais cet arrêt n'est que momentané et, après la parturition, la tumeur évolue avec d'autant plus de rapidité.

c) *Transmission du cancer d'un point du corps*

à un autre, chez un individu cancéreux. -- Les cliniciens connaissent depuis longtemps la possibilité de la greffe cancéreuse. Velpeau mentionne une plaque secondaire du vagin accompagnant un cancer du col et de l'utérus; Hégar, Spiegelberg, ont vu un cancer du gland s'inoculer sur le prépuce; Luecke, Hyvert, Fenwick signalent dans des cas de cancer de la langue une plaque secondaire développée sur la joue. L'expérimentation est venue confirmer ces faits. Hahn (9 mai 1886) chloroformise une femme atteinte d'un cancer inopérable du sein, excise trois fragments de peau cancéreuse et les transplante dans des incisions faites au sein droit. L'expérience réussit et fut répétée par Bergmann avec succès le 23 juin 1891. Cornil cite à l'Académie de médecine deux cas de greffe de sarcome et de carcinome du sein, pratiqués sur le sein du côté opposé par un chirurgien étranger anonyme; le résultat fut positif. Enfin, Senn greffe à la face postérieure de la jambe un fragment de carcinome développé sur ce même segment de membre, mais n'obtient pas de tumeur; après un peu d'infiltration au début, il se fit une résorption complète au bout d'un mois.

Tels sont les résultats des expériences entreprises pour déterminer l'inoculabilité du cancer. Celle-ci nous paraît démontrée tout au moins entre animaux de même espèce. Favorable à la théorie parasitaire, elle ne la nécessite point et n'est pas en contradiction avec une autre théorie. On peut, en effet, admettre que, dans les expériences faites, il y a eu simplement greffe de cellules cancéreuses ayant continué, dans leur nouveau milieu, l'évolution qu'elles accomplissaient sur le terrain primitif. L'inoculabilité n'est donc pas suffisante pour prouver la nature parasitaire du cancer ; seules, l'existence d'un parasite et la reproduction de la tumeur par ce dernier peuvent entraîner la conviction.

Les premières recherches entreprises dans ce sens ont permis de constater la présence de microbes dans les néoplasmes carcinomateux et sarcomateux.

THÉORIE MICROBIENNE. — En 1887, Rappin trouve au sein des tumeurs cancéreuses des microcoques se présentant le plus souvent sous forme de cocci ou de diplocoques situés à l'intérieur des cellules. Quelques-uns sont nettement encapsulés et se rapprochent ainsi des diplocoques de Talamon-Frænkel. Les cellules qui les contiennent acquièrent souvent des dimensions énormes. Inoculés, ces microcoques n'ont jamais fait naître la moindre tumeur néoplasique.

La même année, Scheurlen découvre des bacilles de 1,5 à 2,5 μ de long sur 0,5 μ de large et des spores brillantes, à reflet verdâtre, de forme ovoïde. Schill annonce en même temps qu'il trouve constamment depuis 1882 dans les tissus sarcomateux et carcinomateux un bâtonnet se laissant décolorer par la méthode de Gram à ses deux extrémités, plus petit et moins abondant dans le sarcome. Ce serait non un vrai bacille, mais une forme végétative d'un mycélium.

D'un autre côté, Domingos Freire arrive à des résultats analogues et réclame la priorité. Il aurait même trouvé un virus vaccin obtenu par le passage sur des oiseaux. Perrin et Barnabei Sanarelli, Francke, découvrent à leur tour des micro-organismes. Kubassoff donne, en 1890, le résultat d'expériences commencées en 1886 ; il a obtenu des cultures pures avec divers carcinomes : ce sont des bâtonnets courts et épais, à extrémités pointues, tantôt isolés, tantôt agglomérés. Inoculées à des cobayes, à des chiens, à des lapins et à des chats, les cultures donnent des noyaux carcinomateux, surtout dans le foie, les ganglions mésentériques, les parois de l'intestin. La voie sous-cutanée et la voie stomacale ont donné des résultats positifs ; dans ce dernier cas, les cultures étaient mélangées aux aliments.

Le contrôle de ces diverses expériences est malheureusement resté négatif et, à la suite des travaux de Ballance et Shattock, Pfeiffer, Baumgarten et Rosenthal, Senger, Rosenheim, Schütz, etc., on peut conclure qu'il y a eu, dans les différents faits cités, ou erreur de technique ou erreur d'interprétation. Baumgarten et Rosenthal pensent que le bacille de Scheurlen est un micro-organisme inoffensif, appartenant au groupe des bacilles dits de la pomme de terre. On le trouve sur la peau normale, spécialement sur le mamelon des femmes ; ainsi s'explique sa présence dans les tissus morbides voisins dans lesquels il a pu pénétrer.

Au reste, l'existence de micro-organismes dans les tumeurs avait déjà été constatée en 1883 par Verneuil et Nepveu. Ces auteurs refusent à ces microbes le rôle étiologique initial, mais pensent qu'ils modifient la nutrition des néoplasmes, accélèrent leur marche, activent la prolifération cellulaire ; ce sont notamment les agents principaux de l'ulcération et surtout de ce travail de ramollissement dont les causes sont restées jusqu'ici fort obscures ; enfin, ces microbes possèdent par eux-mêmes des propriétés pathogènes spéciales en vertu desquelles ils agissent sur l'économie, dans certains cas, à la manière des poisons septiques.

En résumé, la théorie microbienne ne repose sur aucun fait précis parfaitement démontré. Abandonnée par tout le monde, elle a dû céder le pas à une autre plus soutenable, la théorie psorospermique, ainsi nommée parce que le cancer reconnaîtrait pour cause première des psorospermies (1), parasites de la classe des sporozoaires.

THÉORIE PSOROSPERMIQUE. — En 1873, Arloing

(1) Les psorospermies oviformes ou coccidies sont formées par de petites masses de protoplasma, munies généralement d'un noyau. Elles se distinguent des sporozoaires des autres groupes et notamment des grégarines par divers caractères, dont les principaux sont les suivants : absence de mouvement à aucune période de leur développement, habitat intracellulaire, enkystement solitaire non précédé d'une conjugaison et nombre relativement restreint des spores qui se forment dans les kystes (Balbiani). Les aspects sous lesquels elles se montrent sont très variables : tantôt, ce sont de petites masses protoplasmiques; tantôt, ce sont des apparences de kystes développés au sein d'une cellule dont le noyau est refoulé à la périphérie; au centre de ces kystes on voit des corpuscules qui sont peut-être des spores.

et Tripier, Silvestrini et Rivolta avaient démontré expérimentalement la nature psorospermique de certaines lésions chez les poulets. En 1886, Neisser, reprenant l'opinion de Bollinger et Virchow, reconnaît comme cause au *molluscum contagiosum* des parasites du groupe des coccidies. Deux ans plus tard (1888), Peiffer décrit des sporozoaires dans un cancer épithélial généralisé. L'année suivante, Darier donne le nom de psorospermose folliculaire végétante à une affection cutanée qui serait causée par des coccidies ; en 1890, il publie un nouveau travail dans lequel il prétend démontrer que la maladie de Paget est aussi d'origine psorospermique. Malassez et Albarran, Thoma, Nils Sjœbring, croient trouver des coccidies au sein des tumeurs épithéliales. Michaud, Kosinsky, Podwyssozki et Sawtschenko, Soudakewitch, Foâ, etc. (1), y signalent aussi la présence de ces parasites.

(1) Nous renvoyons pour les indications bibliographiques des auteurs qui ne sont pas cités à notre index (V. page 185) aux mémoires suivants :

Cazin. — La théorie parasitaire du cancer (*Arch. gén. de méd.*, 1892, 7° s., t. XXIX, p. 70).

Gueillot. — La contagion du cancer (*Journal des connaissances médicales*, 1892, p. 403, 413 et 419).

Senn. — *Bactériologie chirurgicale*, p. 290. — Traduction Broca ; Paris, 1890.

Fabre. — *De la contagion du cancer* ; Paris, 1892.

L'existence dans le cancer de figures semblables aux coccidies n'est plus à démontrer, mais on conteste qu'il s'agisse réellement de coccidies. Ne se trouve-t-on pas en présence de dégénérescences cellulaires? Cornil et Pilliet insistent sur les fausses apparences de coccidies données par des cellules en voie de division ou de dégénérescence. Ce ne serait point des sporozoaires, mais bien de simples formations cellulaires que l'on trouverait soit dans le molluscum contagiosum (Cornil et Ranvier, Piffard), soit dans la maladie de Paget (Thin), soit dans les néoplasmes cancéreux (Borrel, Schutz, Ribbert, Fabre-Domergue, Duplay et Cazin, Sheridan, Delépine, etc.).

Ainsi, l'existence même du parasite, affirmée par les uns, est énergiquement niée par les autres, et la théorie parasitaire en est d'autant ébranlée. Enfin, les adversaires de la théorie réclament à bon droit la reproduction du cancer par l'inoculation du parasite, et, jusqu'à ce jour, l'expérience n'a pu être faite.

Au reste, tous ceux qui croient à la présence de parasites au sein des tumeurs cancéreuses ne veulent pas leur faire jouer un rôle étiologique initial. Tout récemment, Korotneff a décrit, sous le nom de *rhopalocephalus carcinoma-*

tosus, un nouveau parasite que l'ensemble de ses caractères morphologiques permet de placer entre les grégarines et les coccidies. Korotneff ne regarde point le *rhopalocephalus* comme l'organisme causal du cancer, mais il lui reconnaît le pouvoir de déterminer dans la tumeur des modifications importantes. Sous son influence, le néoplasme revêt un caractère infectieux et affecte une marche rapide. Toutes les fois qu'il serait absent, au contraire, le cancer offre une évolution des plus lentes et reste pour ainsi dire latent un certain nombre d'années.

En présence d'une telle diversité d'opinions, il est fort difficile de se prononcer non seulement sur le rôle des coccidies, mais même sur leur existence. En attendant et en souhaitant des expériences décisives, nous concluons, avec Malassez, qu'il ne faut pas plus nier qu'affirmer la présence de tels parasites dans les tumeurs épithéliales.

Plus contestés encore que les coccidies sont les corps à fuchsine (1) de Russel, décrits par

(1) Ainsi nommés en raison de la façon dont ils se comportent vis-à-vis du traitement successif des coupes par une solution phéniquée de fuchsine et une solution phéniquée de vert d'iode; ils restent seuls colorés en rouge après la déco-

cet auteur comme des champignons caractéristiques du cancer.

Duplay et Cazin en nient la nature parasitaire et les regardent comme une forme de dégénérescence cellulaire qui s'observe fréquemment dans diverses lésions irritatives chroniques du tissu conjonctif. Pour Nepveu, ces corps à fuchsine sont des débris de globules rouges ou blancs, ou répondent à des granulations qui se forment dans les cellules endothéliales des lymphatiques et dans les capillaires sanguins oblitérés. Ils ne peuvent être considérés en aucune façon comme des éléments vivants.

La théorie parasitaire, bien que fort séduisante, ne repose donc sur aucun fait décisif. Elle a cependant le mérite d'avoir provoqué un grand nombre de recherches dont quelques-unes ont une importance capitale : ainsi la démonstration de l'inoculabilité cancéreuse ruine à jamais la fameuse théorie diathésique. Personne ne peut soutenir, aujourd'hui, que le cancer soit une maladie d'abord générale avec manifestation locale consécutive. Quelle que soit la cause qui le produit, le cancer est au

loration par le vert d'iode et l'alcool, tandis que le reste des tissus se montre coloré en bleu verdâtre (CAZIN).

début une affection localisée, contre laquelle le chirurgien peut lutter avec succès. Ce ne sont pas des résultats palliatifs, mais bien une guérison définitive, que nous pouvons et que nous devons obtenir. L'inoculabilité du cancer nous prouve encore la possibilité de la greffe et permet d'expliquer ainsi certaines récidives.

Avoir expérimentalement démontré que le cancer est une maladie locale, qu'il est une affection inoculable et, par suite, contagieuse, est un beau titre de gloire pour la théorie parasitaire. Mais il reste à ses partisans à trouver l'organisme causal ; c'est l'espoir des chercheurs, espoir au reste nullement chimérique. La tuberculose aussi était une diathèse ; il a suffi de Villemin et de Koch pour renverser à jamais des idées séculaires. Ainsi s'effrite l'ancien groupe des affections diathésiques. Le cancer lui-même n'est plus une maladie constitutionnelle ; sera-t-il bientôt une affection parasitaire?

CARCINOME

ÉTIOLOGIE

De toutes les tumeurs du sein, le carcinome est le plus fréquent ; toutes les grandes statistiques s'accordent à reconnaître qu'il en constitue les quatre cinquièmes. Il frappe à peu près exclusivement la femme (1).

Signalé avant 20 ans, il se rencontre jusqu'à l'âge le plus avancé. Bryant a publié un cas survenu à 96 ans. Velpeau cite deux sœurs atteintes de carcinomes, et âgées l'une de 85 ans et l'autre de 89 ans ; Ashurst trouve un squirrhe atrophique chez une femme de 89 ans, etc. Ces faits

(1) Pour plus de clarté, nous ne nous occuperons pas, au cours de nos descriptions, du cancer du sein chez l'homme, nous réservant de lui consacrer quelques pages à la fin de cette étude.

sont d'ailleurs exceptionnels ; tout aussi rares sont les carcinomes observés avant 25 et surtout avant 20 ans ; tel cet encéphaloïde que présentait une jeune malade de Velpeau à peine âgée de 17 ans. En moyenne, c'est entre 40 et 60 ans qu'on observe le carcinome. Le tableau suivant, dû à Schmidt, donne les principales statistiques :

AGE	VELPEAU	BIRKETT	BILLROTH	VOLKMANN	WINIWARTER	OLDEKOP	SPRENGEL	HENRY	HILDEBRAND	SCHMIDT
20 à 25 ans	1.32	4.14	5.46	»	0.6	»	»	0.55	1.5	»
26 à 30 —					4.2	2.0	»	1.65		»
31 à 35 —	9.63	21.83	18.06	30.0	6.0	8.5	2.45	10.45	9.3	1.64
36 à 40 —					12.0	9.8	8.19	11.55		8.20
41 à 45 —	31.56	42.13	39.07	24.5	20.4	15.5	19.68	11.55	33.7	22.15
46 à 50 —					17.4	27.0	18.86	20.35		22.97
51 à 55 —	39.53	21.17	24.36	36.5	14.4	13.0	19.68	13.75	34.2	19.68
56 à 60 —					8.0	13.8	16.40	12.65		7.39
61 à 65 —	6.82	7.42	12.60	9.0	8.0	7.3	9.83	9.9	17.8	9.03
66 à 70 —					1.8	3.1	4.91	4.95		3.29
71 à 75 —	1.66	3.27	0.84	»	»	»	»	»	2.5	4.00
76 à 80 —					1.2	»	»	3.3		»

L'hérédité ne semble pas avoir l'influence que lui attribuaient Lebert, Velpeau, Paget, Verneuil, etc. Velpeau trouvait à plus du tiers des malades des cancéreux parmi leurs ascendants. « Chez le plus grand nombre, la maladie cancéreuse avait existé chez la mère, soit à l'utérus, soit au sein. J'ai vu des familles où les trois sœurs, filles d'une mère morte de cancer à la mamelle, ont été atteintes, entre 30 et 40 ans, de tumeurs cancéreuses au sein. » Butlin donne une proportion plus grande encore : sur 116 malades, 68 présentent des antécédents héréditaires cancéreux. D'autres statistiques infirment celles de Velpeau et de Butlin : William, sur 135 carcinomes du sein, ne trouve qu'une proportion de 9.6 pour 100 de malades issues de parents cancéreux, et une de 28.9 pour 100 de malades issues de famille cancéreuse. Pour Winiwarter, Oldekop et Sprengel, l'hérédité ne peut intervenir que dans la très grande minorité des cas : 5.8 pour 100. Schulthess donne le chiffre de 10 pour 100. Sur 26 cas, Schmidt note des antécédents cancéreux seulement 10 fois, et Gross relève l'hérédité dans 40 cas à peine sur 399. Enfin, Snow, dans une statistique générale du cancer, arrive à conclure que l'hérédité ne joue aucun rôle ; le cancer serait aussi fréquent chez les ascendants des non-cancéreux que chez ceux des cancéreux.

S'il est d'usage de mentionner les antécédents néoplasiques chez tout porteur de carcinome, on songe beaucoup moins à rechercher la tuberculose des ascendants. S'il faut en croire Nunn et Sibley, on la rencontre assez souvent, puisque le premier l'a noté 36 fois sur 160 cas et le second 48 fois sur 130.

Nunn a relevé encore l'âge auquel avaient succombé les parents de ses cancéreuses; sur 169 cas, l'âge moyen des pères est de 62.25 ans, celui des mères de 61.53 ans; 106 malades avaient des aïeux ayant vécu plus de 70 ans, 62 plus de 80 ans, 15 plus de 90 ans.

Nées de parents le plus souvent vigoureux, les malades sont douées d'une santé ordinairement robuste. Sur 91 cas, Paget nous apprend que 66 jouissaient d'une santé florissante et 9 d'une santé moyenne; 16 seulement étaient de constitution faible. Velpeau cependant ne croyait point à l'influence de la constitution sur le développement du cancer : « Combien de fois n'ai-je pas rencontré le cancer chez des femmes robustes, bien constituées, chez des femmes qui auraient fait envie à tout le monde par leur bonne mine; chez des femmes sanguines, bien musclées, aussi bien que chez des femmes nerveuses, faibles ou impressionnables ; chez des femmes lymphatiques, grasses, aussi bien que chez des femmes brunes, sèches, atrabilaires. »

La menstruation, la grossesse, l'allaitement, ne paraissent jouer aucun rôle dans l'apparition du carcinome. Peut-être les deux dernières causes peuvent-elles en modifier la marche.

Le régime, le genre de vie, le climat, les conditions hygiéniques ne semblent d'aucune importance. Les relations, publiées en ces derniers temps, de petites épidémies cancéreuses plus ou moins localisées ne sont pas assez précises pour entraîner la conviction.

Comme causes occasionnelles locales, il est d'usage de mentionner le traumatisme et la mastite chronique. On les relève assez fréquemment pour les admettre ; cependant, Fink et Schulthess n'ont trouvé de traumatismes qu'environ 12 fois sur 100 cas ; Schmidt donne une proportion encore bien plus faible : 6 fois sur 126 cas.

« A certaines affections chroniques de la peau du mamelon et de l'aréole succède très souvent un squirrhe de la glande mammaire. J'ai pu réunir 15 cas de ce genre. Dans aucun de mes cas l'éruption n'était différente de l'eczéma chronique ou du psoriasis. » (Paget, Trad. de Wickham).

Ainsi s'exprime Paget dans la description de la maladie qui porte son nom. Sans entrer dans le détail des discussions élevées au sujet de cette affection, faisons remarquer que le type clinique de Paget existe indiscutablement. Aussi faut-il se tenir en garde en présence d'une affection chronique du mamelon simulant l'eczéma ; d'ailleurs, les cas en sont rares et Morris, sur 305 carcinomes du sein, n'a observé l'eczéma de l'aréole que 2 fois.

Les malades atteintes de carcinome mammaire peuvent présenter d'autres tumeurs et en particulier des néoplasies de l'appareil utéro-ovarien. Stephen Paget, sur 243 cas, relève 27 fibromes et 4 polypes de l'utérus, 8 kystes simples et 3 kystes dermoïdes de l'ovaire. Chez une même malade existaient, outre un cancer du sein, un polype utérin, un kyste dermoïde de l'ovaire, un fibrome molluscoïde, un lipome de l'épaule. Paget fait remarquer, en se fondant sur les statistiques, que cette tendance des femmes atteintes de cancer du sein à faire d'autres tumeurs ne se retrouve pas ainsi accentuée chez celles qui sont affectées de cancer des organes génitaux ou du tube digestif.

ANATOMIE PATHOLOGIQUE

I. *Aspect macroscopique. Lésions de voisinage et à distance.* — Le nom générique de carcinome s'applique à des tumeurs assez diverses en clinique pour donner naissance à un certain nombre de variétés distinctes. Anatomiquement, le carcinome se présente sous trois formes seulement : deux communes, le squirrhe et l'encéphaloïde ; une rare, le carcinome colloïde.

Le *squirrhe* offre à la coupe un tissu lisse, blanchâtre ou d'un blanc grisâtre, parfois semé de points jaunes (1), dur et criant sous le scalpel, pauvre en suc cancéreux. La tumeur qu'il forme est ordinairement petite, irrégulière, se confondant intimement avec le tissu glandulaire, dans

(1) Ces points jaunes représentent des noyaux de tissu adipeux qui ont été englobés par le néoplasme.

lequel il envoie souvent des prolongements rameux. Si ce n'est au début, il adhère toujours à
la peau et, à une période avancée de la maladie, aux tissus sous-jacents.

L'*encéphaloïde* se différencie du squirrhe par
son volume plus considérable, atteignant, en
moyenne, celui d'une petite pomme, par sa consistance moindre et l'abondance du suc cancéreux qu'il renferme. A la coupe, il ne crie pas
sous le scalpel et présente une section d'une couleur grisâtre, ordinairement parsemée de points
hémorragiques. Souvent il contient des kystes
de dimensions variables, dont le liquide est
séreux, séro-sanguinolent ou hématique pur.
Les limites de l'encéphaloïde sont aussi indistinctes que celles du squirrhe ; la tumeur, confondue avec le tissu glandulaire, adhère à la peau
et à la paroi thoracique au bout d'un temps
parfois très court.

Le *carcinome colloïde* se rapproche de l'encéphaloïde ; de dimensions parfois assez considérables, il se caractérise par son aspect gélatiniforme et l'apparence alvéolaire qu'il offre à la
coupe.

Qu'il se présente à l'état de squirrhe, d'encéphaloïde ou de colloïde, le carcinome envahit
l'économie d'une façon systématique et régulière,

mais en un espace de temps des plus variables.

La *peau* est envahie la première; les éléments carcinomateux la pénètrent, la détruisent et en amènent l'ulcération. Des bourgeons néoplasiques se développent alors, atteignant parfois un volume considérable.

Presque en même temps que l'infiltration de la peau survient l'*engorgement ganglionnaire*. L'adénite axillaire du côté correspondant est un phénomène précoce. Ainsi que l'a montré Kirmisson, c'est au groupe superficiel antérieur des ganglions de l'aisselle que se rendent les lymphatiques de la mamelle. La masse principale de ces ganglions est située sous le bord inférieur du grand pectoral, confinant au prolongement axillaire de la mamelle, à une distance notable du creux de l'aisselle. Enfin, au-dessous et assez loin de ce groupe, on trouve constamment un ou même deux petits ganglions isolés, perdus pour ainsi dire dans le tissu de la glande mammaire, tant ils lui sont accolés d'une manière intime.

La totalité des ganglions axillaires se prend au bout d'un temps assez court; ainsi se trouve constituée une nouvelle tumeur qui englobe le paquet vasculo-nerveux.

A un stade plus avancé, l'infection atteint

les ganglions sus-claviculaires et carotidiens et, finalement, peut se généraliser, en même temps qu'aux viscères, à tous les groupes ganglionnaires de l'économie.

Quelquefois on voit les deux aisselles envahies simultanément; le fait est dû à l'entre-croisement des lymphatiques des deux mamelles sur la ligne médiane (Rieffel). Ainsi s'explique le cas plus anormal de Volkmann, où un carcinome siégeant à la partie interne d'une mamelle s'accompagnait d'adénopathie du côté opposé. C'est aussi grâce à un trajet particulier des lymphatiques se rendant directement dans les ganglions sus-claviculaires, sans passer par ceux de l'aisselle (Hyrtl et Rieffel) que l'on voit parfois une adénite sus-claviculaire ne point s'accompagner d'une adénopathie axillaire.

Les ganglions rétro-sternaux ne paraissent jamais engorgés, bien qu'ils reçoivent des lymphatiques de la mamelle, d'après Huschke, Hyrtl, Arnold, Tripier, Rieffel et Poirier.

Pendant que, par la voie lymphatique, le carcinome tend à envahir au loin l'économie tout entière, il se développe sur place de plus en plus, et, après avoir infiltré largement la peau, ne tarde pas à contracter des adhérences intimes avec les tissus sous-jacents. L'aponévrose pectorale, le muscle pectoral et la paroi thoracique elle-même, sont successivement atteints. Les rapports de l'aponévrose soit avec le muscle, soit avec la glande, ont été particulièrement étudiés par Heidenhain.

Cet auteur a recherché avec grand soin en quel état se trouvent, dans les carcinomes encore mobiles, les lobules et les lymphatiques avoisinant l'aponévrose. Ses patientes et minutieuses investigations l'ont amené aux conclusions suivantes :

1° L'aponévrose pectorale est très mince et mal limitée, surtout chez les femmes grasses, si bien qu'il est impossible de la détacher complètement du muscle, à moins de couper dans le muscle lui-même.

2° La mamelle est située, entièrement chez les femmes maigres, partiellement chez les femmes grasses, au contact de cette aponévrose, de sorte que, dans l'amputation au-dessus de celle-ci, on laisse facilement des lobules de la glande.

3° Toute mamelle qui contient des noyaux cancéreux est malade dans sa presque totalité. Une partie des récidives tardives provient peut-être des acini en prolifération qui sont restés dans la plaie.

4° Dans la graisse rétromammaire existent des vaisseaux lymphatiques qui vont de la glande à l'aponévrose. Dans les deux tiers des cas de cancer du sein, ces lymphatiques renferment de nombreux noyaux métastatiques. Un carcinome même mobile sur le muscle s'étend déjà microscopiquement jusqu'à la surface du muscle.

5° Quand le muscle est pris, comme il y a grande chance pour qu'il soit pris en totalité, il faut l'enlever complètement.

Ces recherches fort intéressantes d'Heidenchain sont la confirmation des idées soutenues depuis longtemps en France par beaucoup de chirurgiens, et en particulier par Trélat et Verneuil, qui n'ont cessé de recommander les larges interventions.

Moins utiles sont à connaître les lésions avancées que peut présenter la paroi thoracique. Dans l'encéphaloïde, et surtout dans les cas de carcinomatose aiguë, muscles pectoraux, muscles interosseux, côtes et sternum en partie sont infiltrés, détruits par la tumeur. La plèvre pariétale, le péricarde, peuvent être atteints à leur tour, le médiastin envahi et les lésions les plus imprévues se montrer à l'autopsie. Quelquefois on rencontre un épanchement pleural abondant, d'origine simplement inflammatoire ou plus fréquemment en rapport avec des noyaux cancéreux.

La *généralisation* est la dernière étape du carcinome; parfois rapidement atteinte, elle peut ne survenir qu'au bout de longues années. Fuchs pense que certains organes sont prédisposés au cancer secondaire. Cohnheim est enclin à croire qu'il y a simplement diminution de résistance de quelques-uns d'entre eux, explication d'ailleurs peu satisfaisante pour l'esprit. Stephen Paget croit, comme Fuchs, à la prédisposition de certains organes : sur 735 autopsies, il trouve 241 carcinomes secondaires du foie, 17 de la rate, 30 des reins ou des capsules surrénales, 70 des poumons (par généralisation ou propagation directe),37 des ovaires (dans deux cas,c'étaient les seuls organes atteints).La statistique plus ancienne de Tœrœk et Wittelshœfer nous montre aussi la prédominance des noyaux secondaires dans certains organes, et en particulier dans le foie et les poumons. 220 fois sur 366 autopsies, des noyaux de généralisation furent trouvés en divers organes. Ils se répartissent comme suit :

Organes de la Respiration.

Plèvre viscérale et poumons......... 128 cas.
Plèvre pariétale................... 87 —
Poumons seuls.................... 79 —

Organes de la Digestion.

Foie	127	cas.
Péritoine	18	—
Rate	13	—
Estomac	8	—
Intestin	6	—
Pancréas	6	—
Épiploon	5	—
Vésicule biliaire	3	—
Canal hépatique	1	—

Organes génitaux.

Ovaires	26	cas.
Utérus	17	—
Trompes	4	—
Vagin	2	—

Appareil urinaire.

Reins	17	cas.
Capsules surrénales	6	—
Vessie	2	—
Uretère	1	—

Os.

Crâne	33	cas.
Côtes (dont 26 par extension locale du mal)	31	—
Sternum (extension locale)	22	—
Colonne vertébrale	9	—
Bassin	9	—
Humérus (2 fractures spontanées)	5	—
Fémur (3 fractures spontanées)	3	—
Clavicule (extension locale)	3	—

Système nerveux.

Dure-mère	25 cas.
Cerveau	22 —
Cervelet	10 —
Pie-mère	3 —
Moelle	1 —

Organes de la Circulation.

Péricarde (dont deux par extension locale)	17 cas.
Cœur	4 —
Veine jugulaire interne	1 —
Tronc brachio-céphalique	1 —
Veine cave supérieure	1 —
Corps thyroïde	8 —
Œil	1 —

Le foie et les poumons sont donc toujours les plus frappés. Rieffel, recherchant la cause de la fréquence des noyaux métastatiques dans le foie, pense que l'infection de cet organe se fait par trois mécanismes différents : par embolie, par propagation de proche en proche, enfin par voie lymphatique. Ce dernier mode s'expliquerait de la façon suivante : quelques vaisseaux absorbants de la région mammaire se rendent aux ganglions mammaires internes ; ceux-ci s'anastomosent largement derrière le plastron sterno-costal, avec tous les ganglions du médiastin antérieur dans lesquels vont aboutir une grande partie des lymphatiques de la face convexe du foie en traversant la fente qui sépare les insertions sternales et costales du diaphragme ; ces communications qui relient ainsi le système absorbant de la mamelle à celui de la glande hépatique peuvent peut-être servir de voie de transport des éléments carcinomateux du premier organe vers le second. Cette explication, donnée par Rieffel, est certainement préférable à celle de la prédisposition des organes ou de la moindre résistance de certains d'entre eux, théories si peu satisfaisantes. On pourrait, de même, admettre un mécanisme analogue pour l'infection pulmonaire : propagation directe, embolie et voie lymphatique (les lymphatiques pulmonaires communiquant avec ceux de la mamelle par l'intermédiaire des ganglions du médiastin et des rétro-sternaux).

La statistique de Tœrœk et de Wittelshœfer permet de constater encore la fréquence des noyaux osseux métastatiques. Stephen Paget donne des chiffres analogues : sur 650 autopsies, il relève 36 cancers secondaires du crâne, 18 cas de tumeur cancéreuse ou fracture spontanée du fémur, 10 de l'humérus, 1 du tibia. Les os du pied et de la main, ceux de l'avant-bras et le péroné ont toujours été respectés. Toutes les parties d'un os ne sont pas indifféremment atteintes : au fémur, par exemple, la partie supérieure est le siège ordinaire des noyaux secondaires que l'on rencontre juste au-dessous du petit trochanter ou à l'union de la diaphyse et du grand trochanter, ou encore à l'union du tiers supérieur et du tiers moyen.

La colonne vertébrale est aussi fréquemment le siège de noyaux métastatiques, qui peuvent déterminer l'affaissement des vertèbres et des phénomènes de compression médullaire.

Enfin, d'après Herbert Snow, les os en connexion avec le néoplasme mammaire (extrémité supérieure de l'humérus, sternum, principalement entre les articulations de la première et de la troisième côte) seraient atteints de lésions cancéreuses assez fréquemment, principalement à la période ultime. Ils présentent un épaississement marqué, qui peut être constaté pendant la vie. Les sels calcaires se résorbent et la moelle osseuse est envahie par les cellules cancéreuses, qui y prolifèrent parfois pendant plusieurs semaines, sans clairement révéler leur présence.

Outre ces lésions dues à la présence dans les os d'éléments cancéreux, Rokitansky, Lucke, Tœrœk et Wittelshœfer, Stephen Paget, etc., ont signalé un état de fragilité, de friabilité du tissu osseux rappelant les lésions de l'ostéomalacie. Ces cas sont, du reste, des plus rares. Sur 336 autopsies, Tœrœk et Wittelshœfer ne relèvent que 8 fois ce genre d'altérations osseuses.

II. *Lésions histologiques*. — Toute tumeur carcinomateuse est composée d'un stroma fibreux renfermant dans ses mailles des amas de cellules. Stroma et cellules affectent entre eux les rapports les plus variables. Il en résulte sur les coupes des aspects assez différents, dont l'interprétation, difficile au premier abord, devient plus aisée si l'on se fait une idée précise et exacte du développement du carcinome. Tout carcinome est un épithéliome en voie d'évolution. Au niveau de certains points, l'épithélium glandulaire donne naissance à une prolifération excessive ; des bourgeons cellulaires se forment, qui infiltrent les mailles du tissu conjonctif et s'anastomosent entre eux en tous sens. Le tissu conjonctif peut se comporter différemment en présence de cette invasion épithéliale, et, suivant la réaction qu'il produit, l'aspect des coupes sera évidemment fort variable ; somme toute, sa disposition commande la description des variétés histologiques du carcinome.

La coupe d'un carcinome du sein peut présenter la forme d'*épithélioma tubulé* typique : on

voit des *tubes*, des cylindres épithéliaux pleins,
diversement ramifiés et anastomosés par leurs

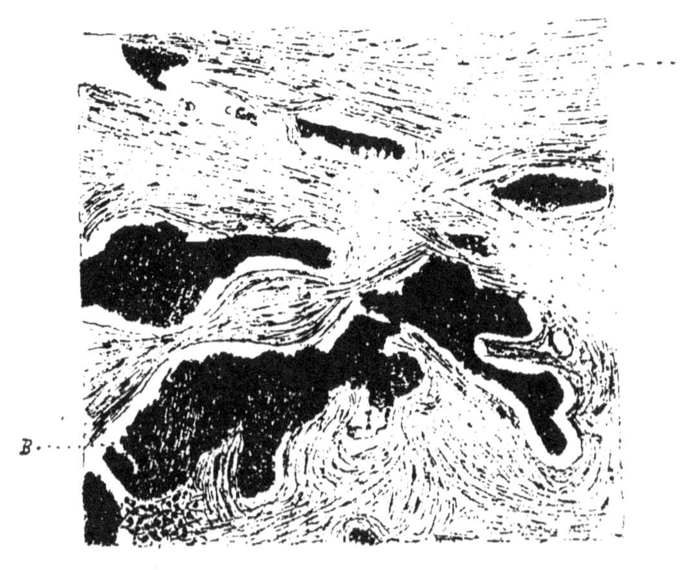

CARCINOME DU SEIN

B. Bourgeon épithéliomateux avec prolongements dans
divers sens (aspect d'épithélioma tubulé).
S. Stroma fibreux très développé. La partie supérieure de
la coupe donne l'aspect du squirrhe.
C. Amas de cellules embryonnaires.

ramifications ; les cellules sont polyédriques,
arrondies, tassées les unes contre les autres, en
rangs plus ou moins épais. Ces boyaux cellulaires cheminent dans les lacunes lymphatiques
qui baignent les faisceaux conjonctifs et sont

révélées par la présence de leurs cellules endothéliales, c'est-à-dire par les noyaux allongés
tapissant les faisceaux conjonctifs. Les bour-

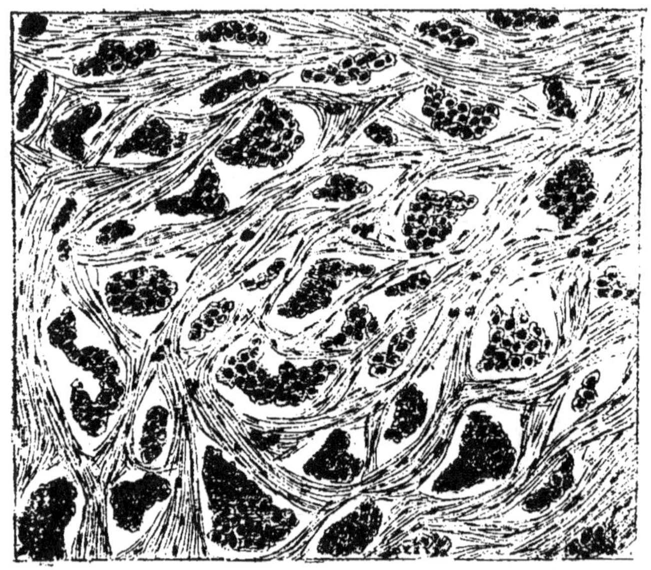

CARCINOME DU SEIN

Les travées fibreuses, minces au centre, plus épaisses à la
périphérie, limitent des alvéoles remplies de cellules cancéreuses. Au centre, par suite de la ténuité des travées
fibreuses, on a l'aspect dit de carcinome alvéolaire.

geons épithéliaux sont loin, d'ailleurs, d'avoir
toujours la même régularité. Souvent ils forment
sur la coupe des amas arrondis, voisins les uns
des autres et donnant à leur ensemble un aspect
lobulé, rappelant la forme d'une glande acineuse.

D'autre part, le bourgeonnement étant ramifié, la coupe peut offrir des amas cellulaires isolés les uns des autres, arrondis, irréguliers, allongés, selon la direction de la section par rapport à leur axe. Quant au tissu conjonctif, il n'a pas ici de disposition spéciale et c'est la topographie de l'élément épithélial qui donne à cette forme de carcinome sa caractéristique.

La distribution irrégulière d'îlots cellulaires au milieu d'un tissu conjonctif formant entre eux des bandes fibreuses épaisses constitue un type fréquemment réalisé : le *squirrhe* (épithéliome squirrheux). Le tissu conjonctif forme ici un stroma composé de travées fibreuses, constituées par plusieurs faisceaux de tissu conjonctif entremêlés de fibres élastiques abondantes. Entre ces faisceaux épais et résistants sont situées dans des sortes de cavités les cellules néoplasiques, présentant les caractères de polymorphisme, d'hypertrophie et d'hypergenèse qu'elles offrent dans toute tumeur carcinomateuse. Les amas cellulaires sont souvent petits, parfois composés d'une seule file de cellules empilées comme des pièces de monnaie ; vers la limite de la zone d'envahissement, on observe des nids de cellules cancéreuses et même des cellules isolées, éparses dans le tissu envahi et paraissant faire suite aux traînées épithéliales. C'est encore dans cette zone d'envahissement, et surtout dans les tumeurs à évolution aiguë, qu'on rencontre en quantité des cellules embryonnaires infiltrant le stroma conjonctif. Au centre de la tumeur, on en trouve aussi çà et là

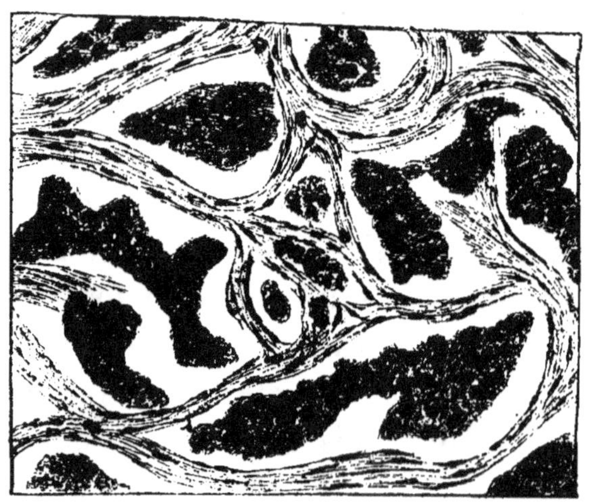

CARCINOME ALVÉOLAIRE DU SEIN

Les contours cellulaires sont indistincts, mais les noyaux se détachent nettement sur le fond uniforme du protoplasma.

à côté des cellules connectives ordinaires ou cellules qui s'en écartent plus ou moins (Cornil et Ranvier).

Si le tissu fibreux prolifère et s'épaissit de plus en plus, l'élément épithélial étouffé tend à disparaître ; cette disposition est très accentuée dans le squirrhe atrophique.

Dans une autre variété, le stroma se présente sous forme de travées assez minces, limitant des alvéoles réguliers, arrondis, bourrés de cellules épithéliales. En chassant celles-ci par le pinceau, on obtient sur la coupe une trame alvéolaire des plus nettes. C'est à cet aspect qu'on donne le nom de *carcinome alvéolaire*.

Enfin, dans une dernière variété de carcinome, l'*encéphaloïde*, les cellules épithéliales constituent à elles seules presque toute la tumeur; le stroma fibreux est rudimentaire et ne forme que de fins tractus circonscrivant les alvéoles. La diffusion épithéliomateuse semble, par sa rapidité extrême, entraver le travail de réaction et d'épaississement des faisceaux conjonctifs qu'elle dissocie.

Telles sont les principales variétés histologiques du carcinome. Une tumeur peut présenter dans toute son étendue une certaine homogénéité et, dans ce cas, les coupes se ressemblent toutes : le squirrhe type en est un exemple; mais il n'en est pas de même de tout carcinome du sein. Il est, en effet, fréquent d'observer sinon sur une même coupe, au moins sur diverses coupes d'une même tumeur carcinomateuse des aspects intermédiaires entre les différentes formes histologiques que nous venons d'étudier. Ainsi, l'on trouve ici une zone d'épithélioma tubulé et là une de squirrhe, plus loin l'aspect du carcinome alvéolaire. De l'un à l'autre s'établit graduellement la transition, preuve nouvelle de l'origine commune de toutes ces variétés : la prolifération épithéliale.

Les cellules carcinomateuses subissent assez fréquemment les dégénérescences muqueuse et granulo-graisseuse, et peuvent alors donner lieu à la formation de cavités pseudo-kystiques, plus communes et plus grandes dans l'encéphaloïde, et souvent remplies de sang.

Plus rare, mais plus intéressante, est la dégénérescence colloïde, qui peut être limitée ou s'étendre à tous les éléments cellulaires de la tumeur. Il s'agit, dans ce dernier cas, d'une variété distincte : le *carcinome colloïde*. Sur une coupe, la disposition alvéolaire est ordinairement des plus nettes, d'où le nom de carcinome alvéolaire, donné aussi au carcinome colloïde. Les travées conjonctives sont plus ou moins œdémateuses, leurs fibrilles sont séparées par une substance liquide ; parfois, le stroma n'est pas modifié. Les alvéoles renferment une substance colloïde dans laquelle on découvre à peine quelques vestiges de cellules.

Le stroma peut présenter la dégénérescence

myxomateuse, et la tumeur prend alors le nom d'*épithéliome myxoïde*. Enfin, dans certains cas, des segments de ce stroma atteint de dégénérescence myxomateuse peuvent être engainés par des cellules épithéliales formant manchon. Sur les coupes, il en résultera des apparences toutes particulières. Un prolongement pourra être complètement inclus dans un cylindre épithélial et donner ainsi naissance à une figure tout d'abord difficile à expliquer. C'est sans doute aux cas rares de cette variété qu'on a appliqué le nom de cylindrome.

Plus rarement on rencontre dans le carcinome des noyaux calcifiés de cartilage calcifié (carcinome ostéoïde) ou même des noyaux osseux et dont les dimensions peuvent atteindre parfois le volume d'un œuf et plus.

Le carcinome possède des vaisseaux propres, situés au sein de la charpente conjonctive ; de structure embryonnaire, ils se dilatent par places, ce qui, joint à leur peu de résistance, explique la facilité de leur rupture. Quant aux vaisseaux artériels ou veineux que l'on peut rencontrer sur les coupes, ils appartiennent aux organes envahis et ont été englobés par le néoplasme.

Début et évolution du carcinome. — L'étude approfondie faite dans ces dernières années du carcinome du sein a permis de bien fixer son mode de développement. C'est au niveau des acini et non dans le tissu conjonctif inter-acineux qu'il prend naissance. Les cellules épithéliales prolifèrent activement et ne tardent pas à infiltrer le tissu conjonctif péri-acineux. Cette infiltration épithéliale dans les lacunes du tissu conjonctif est caractéristique du carcinome. Tantôt elle se produit d'emblée, et c'est le cas ordinaire ; tantôt, elle ne survient qu'après un laps de temps plus ou moins considérable ; la néoplasie commence alors par un épithélioma intra-canaliculaire, qui se transforme ensuite en un épithélioma infiltré ou carcinome.

Une fois constituée, la tumeur carcinomateuse s'accroît par la multiplication de ses éléments et s'étend en envahissant tous les tissus voisins.

Les espaces lymphatiques sont rapidement atteints par la prolifération épithéliale et deviennent la principale voie de généralisation. De proche en proche, les vaisseaux lymphatiques se laissent infiltrer par les cellules cancéreuses et forment alors des cordons durs et allongés, gagnant les ganglions de l'aisselle. D'autres fois, ils restent sains, mais, pénétrés en un point par un bourgeon épithélial, ils charrient à distance les cellules qui s'en détachent. Ainsi se produit l'engorgement ganglionnaire, première étape dans le processus de généralisation.

Presque en même temps que l'envahissement des lymphatiques survient l'infiltration de la peau. « A son niveau, on voit les cellules épithéliales pénétrer dans les papilles. Dès le début du processus, les cellules épidermiques s'altèrent, mais les cellules du corps de Malpighi ne réagissent en aucune façon. En certains points, autour des dépressions interpapillaires de l'épiderme, on voit une abondante infiltration embryonnaire. Cette sorte d'inflammation scléreuse se traduit en clinique par le capitonnage de la peau. Puis, les cellules du corps muqueux disparaissent d'abord dans les parties profondes des prolongements interpapillaires. Les papilles se nivellent, disparaissent et la tumeur se substitue à la peau. » (Delbet).

Les muscles sont assez rapidement atteints par le processus carcinomateux. D'après Christiani, ils se comportent de deux façons : tantôt, les fibres s'atrophient, avec ou sans prolifération de leurs noyaux ; tantôt, elles se laissent infiltrer par les cellules cancéreuses, qui les détruisent.

Les os sont eux-mêmes pénétrés par la néoplasie carcinomateuse ; les cellules épithéliales

les envahissent, détruisant le tissu osseux et provoquant la résorption des sels calcaires.

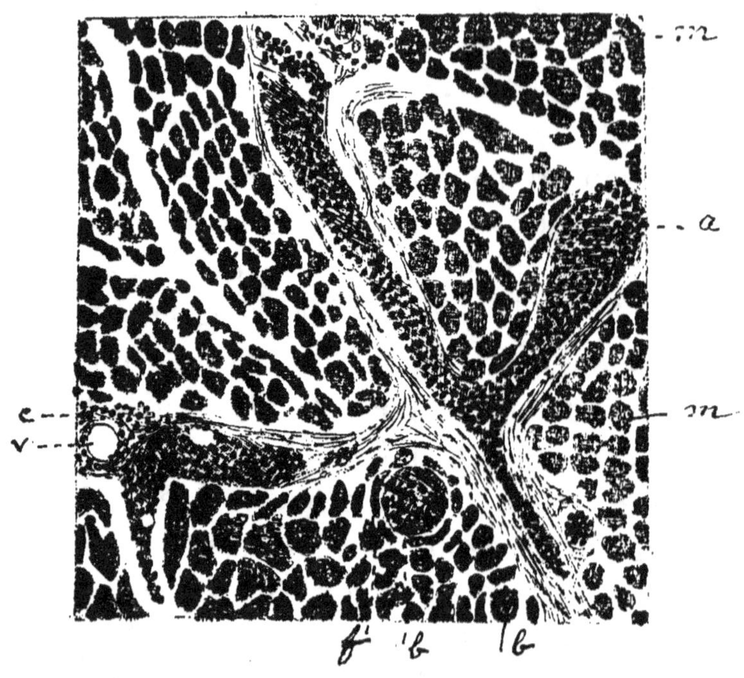

SQUIRRHE RÉCIDIVÉ DU SEIN PROPAGÉ DANS LE MUSCLE PECTORAL
SOUS FORME DE CYLINDRES PLEINS (*Épithélioma tubulé*).

a. Bourgeon coupé longitudinalement.
b. Bourgeon coupé perpendiculairement
m. Faisceaux musculaires.
f. Fibres musculaires. refoulées par les tubes épithéliaux en tenant à s'atrophier.
c. Cellules embroyonnaires.
v. Vaisseaux.

Les vaisseaux sanguins de la région, artères et veines, sont souvent le siège d'altérations. D'après Mayor et Quenu, les artères sont fréquemment atteintes d'une inflammation chronique spéciale; il en résulte tantôt une simple diminution de calibre, tantôt une oblitération par thrombose. Enfin, et plus rarement, elles peuvent être envahies par la néoplasie elle-même; on conçoit, dès lors, la possibilité d'embolies épithéliales par cette voie. Les veines sont plus souvent altérées que les artères et leurs parois se laissent facilement infiltrer; la thrombose peut en être le résultat. D'autres fois, un prolongement épithélial pénètre dans le calibre du vaisseau; sans cesse battu par le courant sanguin, il se détache et va produire au loin une embolie carcinomateuse. Ainsi s'explique la généralisation par la voie veineuse.

Les nerfs se laissent aussi pénétrer, quoique plus rarement. Vers 1864, Cornil avait décrit l'infiltration de l'épithéliome à travers la gaine lamelleuse. Colonciati, en 1876, étudie la diffusion des tumeurs malignes le long des gaines nerveuses. Pilliet, en 1888, relate un cas de carcinome du sein propagé à l'aisselle, avec envahissement du plexus brachial; malgré la résistance apparente de la gaine lamellaire, presque tous les tissus nerveux sont infiltrés d'éléments épithéliaux.

SYMPTOMATOLOGIE

Le carcinome, tout d'abord maladie locale, ne déterminera des troubles profonds de l'organisme qu'à une époque avancée de son évolution. Les signes généraux apparaissent à une époque où le carcinome devient rebelle à toute intervention et intéresse par suite d'autant moins le chirurgien; relégués au second plan, ils ne doivent cependant pas être complètement négligés et méritent mieux que la simple mention qui leur est accordée dans beaucoup de descriptions. L'étude de la tumeur carcinomateuse elle-même doit cependant occuper la première place; de l'ensemble de ses caractères physiques, de ses rapports avec les tissus voisins, de l'état du système lymphatique qui l'entoure, dépendent à la fois le diagnostic, le pronostic et le traitement. Aussi, ces signes locaux priment-ils à juste titre toute la symptomatologie du carcinome du sein.

Le carcinome se présente en clinique sous des formes très variées et très différentes les unes des autres. Néanmoins, la majorité des cas revêt un ensemble de caractères qui permettent d'en tracer une description commune.

Dans sa *forme ordinaire*, le carcinome donne naissance à une tumeur inégale, légèrement bosselée, dure, à contours des plus diffus. D'abord sous-cutanée, elle ne tarde pas à envahir la peau, qu'elle attire vers elle. Prise entre les doigts, la peau ne peut bientôt plus se plisser et présente un pointillé, un aspect poreux, granité, rappelant la peau d'orange, suivant la comparaison classique. Plus tard, les adhérences cutanées deviennent plus intimes et la peau, fixée pour ainsi dire par des tractus fibreux, paraît comme capitonnée.

Le carcinome naît, de préférence, au centre de la glande, près du mamelon, qui, attiré vers la tumeur, s'affaisse peu à peu, rentre en quelque sorte et finit par présenter une véritable dépression à son niveau. Cet effacement est définitif, et, à l'encontre de ce qui arrive en général dans les tumeurs bénignes, où le mamelon simplement étalé, peut récupérer sous le doigt sa forme primitive, la rétraction est persistante.

De volume rarement considérable, le carcinome atteint la grosseur d'un œuf ou d'une noix; peu à peu, il pousse des prolongements en sens différents et envahit graduellement toute la mamelle. D'abord mobile sur les plans profonds, il ne tarde pas à contracter des adhérences avec les muscles sous-jacents et finalement avec la cage thoracique elle-même. La tumeur peut paraître mobile sur le grand pectoral et cependant lui adhérer déjà. Pour s'en assurer, on écarte le bras de la malade et on le maintient éloigné du tronc, tandis qu'elle essaie de le rapprocher : le grand pectoral est ainsi contracté. On mobilise alors la tumeur; le déplacement qu'on lui imprime peut être nul ou très inférieur en étendue à celui qu'elle présente dans l'état de relâchement du muscle. On en déduit ainsi facilement ses rapports avec la face antérieure du grand pectoral; s'il n'y a aucune adhérence, la masse carcinomateuse glisse facilement sur le muscle contracté; s'il en existe, elle est plus ou moins immobilisée.

L'exploration de l'aisselle démontre presque toujours l'existence de ganglions petits, roulant sous le doigt. Faciles à reconnaître chez les femmes maigres, ils peuvent passer inaperçus ou sont tout au moins difficilement sentis chez les malades douées de quelque embonpoint. Pour les mieux trouver, il faut appliquer la main à plat contre la paroi interne du creux axillaire : on les sent alors rouler sous le doigt sur la cage thoracique. Cette exploration doit être très attentive et répétée plusieurs fois.

L'examen des régions sus et sous-claviculaires et de la région carotidienne correspondante ne doit jamais être négligé ; assez souvent on y découvre des ganglions. Enfin, la recherche méthodique de l'adénite cancéreuse dans les mêmes régions du côté opposé permet, dans des cas plus rares, de constater un engorgement ganglionnaire : si les ganglions sont pris simultanément des deux côtés, il s'agit d'une généralisation ; si, au contraire, les ganglions de l'aisselle opposée sont seuls atteints, comme dans le cas déjà cité de Volkmann, on se trouve en présence d'une anomalie lymphatique.

Le carcinome apparaît presque toujours insidieusement ; par hasard, en procédant à sa toilette ou bien encore à la suite de quelques douleurs, la malade découvre dans le sein un petit noyau. Induré, profond, mal limité, ce nodule ne présente tout d'abord aucun caractère. L'âge de la patiente fait cependant soupçonner le néoplasme, et bientôt l'adhérence à la peau, la rétraction du mamelon, l'engorgement ganglionnaire, viennent lever tous les doutes.

A une période variable se produit l'ulcération. La peau, peu à peu fusionnée avec le néoplasme, envahie par lui, rougit en un point ; survient une excoriation légère qui s'agrandit lentement, graduellement, et se transforme en une ulcération véritable. Le fond, tantôt anfractueux et déprimé, tantôt relevé et bourgeonnant, présente une teinte gris-rougeâtre, parfois violacée ; les bords minces, taillés à pic, jamais décollés, sont parfois bosselés ou entourés de tubercules rougeâtres, saillants. De cet ulcère suinte un liquide ichoreux, d'odeur fétide. Au fur et à mesure des progrès de l'affection, l'ulcération s'agrandit et peut être le point de départ d'hémorragies notables et répétées. Le suintement devient en même temps plus abondant et l'odeur infecte qu'il dégage ajoute encore aux souffrances de la malade. Les parties profondes sont envahies, tandis que la peau, infiltrée sur une étendue considérable, devient inextensible et s'oppose plus ou moins aux mouvements respiratoires ; les ganglions axillaires et sus-claviculaires forment de véritables masses, parfois ulcérées elles-mêmes, qui compriment le paquet vasculo-nerveux : l'œdème du bras correspondant, des douleurs atroces et continues en sont la conséquence. La cachexie fait des progrès et bientôt la malade épuisée succombe soit à la généralisation, soit à une complication intercurrente, ordinairement pulmonaire.

Durant toute son évolution, le carcinome peut rester indolore ou donner à peine naissance, de temps à autre, à quelques élancements. Les faits de ce genre sont exceptionnels, mais il n'est pas rare, à la période de début et même d'état, de ne noter aucune douleur. Si des élancements, une sensation de constriction ou de picotement douloureux, attirent parfois, dès l'apparition de la tumeur, l'attention de la malade, il ne faut pas oublier que souvent c'est par son induration et son volume seuls que le carcinome se révèle à la malade étonnée. Plus tard surviennent des douleurs dues à des compressions nerveuses; mais elles sont alors aussi peu intéressantes pour le médecin que cruelles pour la malheureuse patiente.

Variétés cliniques. — Le carcinome est loin de se présenter toujours sous la forme que nous venons de décrire ; il peut revêtir une symptomatologie semblable dans le fond, mais très différente dans les détails, qui permet de reconnaître un certain nombre de variétés. Quelques-unes ont été nettement différenciées par Velpeau, dont la description magistrale ne saurait être surpassée : tels le squirrhe rameux, le squirrhe en cuirasse, le squirrhe atrophique, le squirrhe pustuleux ou disséminé. Il faut y joindre l'encéphaloïde et deux autres formes plus rares : la mastite carcinomateuse et le carcinome colloïde.

Le *squirrhe rameux* ou *rayonné* est caractérisé par l'existence de prolongements, de rayons, de racines qu'il pousse dans tous les sens ; à leur niveau, on voit souvent les téguments se déprimer dans la direction d'un ou plusieurs d'entre eux, formant ainsi des rainures qui deviennent le siège d'un suintement ichoreux, d'excoriations, voire même de véritables ulcérations. Il en résulte, en somme, une tumeur mal circonscrite et inégale, rayonnée, ne rappelant plus l'aspect généralement globuleux du carcinome ordinaire.

Dans cette variété, de même que dans les différents squirrhes que nous allons décrire, la rétraction de la peau et du mamelon, l'adénite axillaire existent comme dans le carcinome commun ; seule la tumeur même présente des caractères particuliers.

Le *squirrhe en cuirasse* ou tégumentaire peut compliquer la forme commune ou se développer d'emblée, constituant ainsi une variété fort intéressante. On trouve dans l'épaisseur de la peau du sein un ou plusieurs disques assez bien isolés les uns des autres. La peau est à leur endroit rugueuse, épaissie, pointillée en peau d'orange, parfois d'une teinte rougeâtre ou même légèrement cuivrée.

Les plaques augmentent, se réunissent pour former une véritable cuirasse inextensible ; toute la peau du thorax peut être envahie, comme chez cette malade de Velpeau « dont la poitrine entière, depuis les flancs jusqu'au cou, depuis l'ombilic jusqu'au larynx, depuis les lombes jusqu'à l'occiput, avait subi la transformation ligneuse, et qui était en outre criblée d'ulcères squirrheux avec une foule de bosselures cancéreuses jusque dans les aisselles et sur les épaules ». Au début n'existe aucune douleur, et les malades ne prennent pas garde à leur affection ; après un certain temps surviennent des sensations de chaleur ou de brûlure, des élancements ; plus tard, la respiration devient difficile et douloureuse ; l'angoisse et l'effroi s'emparent alors de ces pauvres patientes en proie déjà aux plus atroces tortures. Peu à peu, la poitrine s'embarrasse, la respiration est de plus en plus courte et des douleurs continues privent de tout repos ces infortunées qui demandent à grands cris la mort libératrice.

L'évolution est rapide et, dans un cas d'Esmarch, les traînées cancéreuses affectaient l'allure de traînées lymphangitiques. Estlander évalue la durée de cette terrible affection de cinq à douze mois.

Le *squirrhe atrophique*, dit encore squirrhe des vieilles femmes, parce qu'il survient à un âge avancé, est une variété assez commune « dont le caractère spécifique semble être de ratatiner les tissus ou les organes » (Velpeau). Le mamelon s'enfonce lentement dans la glande et de la dépression qui résulte de son effacement partent des rainures qui s'en éloignent en forme de rayons. « En pareil cas, la mamelle, y compris le squirrhe, perd plutôt de son volume qu'elle ne s'épaissit. On dirait que ses cloisons, que sa trame celluleuse, indurées, transformées, dégénérées, sont le siège d'un travail pathologique qui tend à les raccourcir, à les resserrer sans cesse, si bien qu'en se rétractant à la façon du tissu inodulaire, elles étranglent ou compriment en quelque sorte le tissu néoplasique dans leurs locules, entre leurs dernières lamelles. Alors, en effet, toute la mamelle tend à s'atrophier, à se réduire... Si la mamelle *se ratatine*, se flétrit sous l'influence d'un pareil travail, le peu qui en reste n'en conserve pas moins les caractères du squirrhe. » (Velpeau).

L'ulcération est tardive, superficielle et donne lieu à un écoulement ichoreux, ordinairement peu abondant. Une sorte de cicatrisation peut se produire à la longue, l'ulcère se recouvrant d'une légère pellicule.

La marche est souvent lente, et la durée de la maladie peut atteindre dix, quinze et vingt ans. Néanmoins, l'affection progresse constamment et finit par emporter la malade.

Le *squirrhe pustuleux* ou *disséminé*, ainsi nommé parce qu'il se présente sous forme de boutons ou de petites masses arrondies, irrégulières, peut se montrer à titre de maladie primitive ou consécutivement à une autre forme de squirrhe. Variables, comme dimensions, d'une tête d'épingle à une noisette et, comme nombre, de deux ou trois à plusieurs centaines, les pustules siègent soit à la face externe de la peau, soit à la face interne, dans la couche sous-cutanée ou dans la glande, soit encore et souvent dans l'épaisseur même de la peau. « Dans le premier cas, elles se présentent sous forme de grains d'un rouge plus ou moins pâle, durs, indolents, ayant quelque analogie avec les pustules d'ecthyma, si ce n'est qu'ils ne tendent en aucune façon à se ramollir ou à s'ulcérer..... Dans l'épaisseur de la peau, c'est le toucher seul qui les découvre. Pour cela, il faut promener avec précaution et doucement la pulpe de quelque doigt, d'abord au voisinage du mamelon, ensuite plus loin, vers les confins de la mamelle et, en définitive, sur tout le devant de la poitrine... Au-dessous des ligaments, les pustules se reconnaissent par le même procédé et ne se distinguent des précédentes que par un peu plus de mobilité et de profondeur. » (Velpeau). Parfois, les boutons cancéreux présentent en leur centre une sorte de ramollissement; à la coupe, on trouve une matière pulpeuse ou semi-purulente.

Le pronostic est excessivement grave ; la marche est rapide, la récidive fatale si l'on opère et la mort survient à brève échéance.

On donne le nom d'*encéphaloïde* à une variété de carcinome assez distincte au point de vue histologique (V. page 47) et dont les caractères cliniques se rapprochent beaucoup de ceux du sarcome, avec lequel on l'a souvent confondu.

L'encéphaloïde naît dans les profondeurs de la glande et forme une tumeur arrondie ou globuleuse, mobile et roulant à la fois sous la peau et sur les parties profondes. Rapidement, elle augmente de volume, tout en conservant des limites assez faciles à percevoir. Bientôt elle adhère à la peau, qu'elle n'attire pas à la façon du squirrhe, mais qu'elle repousse, au contraire, en avant. Elle proémine de plus en plus et donne naissance à une sorte de bosselure qui soulève et amincit la peau, devenue rouge et violacée. La palpation permet alors de constater facilement la forme bilobée de la tumeur : une partie profonde et étalée, une superficielle saillante et plus ou moins arrondie, rappelant, selon l'expression heureuse de Velpeau, l'aspect d'une tête de brioche.

L'encéphaloïde peut atteindre un développement considérable en l'espace de quelques mois ;

souvent alors il montre des points fluctuants ou pseudo-fluctuants, dus soit à la consistance molle de la tumeur, soit à l'existence de véritables kystes. Parfois, enfin, une collection purulente se développe en un point, et un. veritable abcès, causé sans doute par les microbes rencontrés par Verneuil et Nepveu et d'autres ensuite, vient proéminer et s'ouvrir à l'extérieur.

Le développement régulier de la tumeur amène l'ulcération de la peau ; envahie par le néoplasme, celle-ci s'amincit, rougit et finit par s'ulcérer. Les bords de l'ulcération sont rouges, épais, renversés ; le fond en est profond, anfractueux et revêtu de bourgeons mous et fongueux qui saignent au moindre contact. Ces fongosités acquièrent parfois le volume d'un œuf et davantage, font saillie hors de l'ulcération et finissent par se détacher d'elles-mêmes. Des hémorragies inquiétantes se déclarent et peuvent emporter la malade. Un suintement ichoreux, d'odeur repoussante, s'exhale sans cesse des surfaces ulcérées, permettant pour ainsi dire de faire le diagnostic à distance. Des gangrènes étendues peuvent parfois s'observer et des portions notables de la tumeur s'éliminer de la sorte.

La marche est rapide : les ganglions envahis de bonne heure acquièrent un volume marqué, la généralisation survient au bout de quelques mois. Épuisée, d'autre part, par les hémorragies, la malade se cachectise et meurt parfois en moins d'une année après le début de son mal.

Sous la dénomination de *mastite carcinomateuse*, Volkmann décrit une variété de carcinome mammaire envahissant, par une sorte de processus diffus, la glande entière. Velpeau l'avait d'ailleurs observée et lui reconnaissait deux formes auxquelles il donnait les noms de squirrhe ligneux en masse et de squirrhe lardacé.

Le début est insidieux ; le sein durcit et augmente de volume, sans donner lieu à la moindre douleur et parfois sans attirer l'attention de la malade. La peau est envahie rapidement, se vascularise, rougit, et bientôt le sein rappelle l'aspect des mammites diffuses d'origine inflammatoire. Les douleurs surviennent surtout à cette période et prennent un caractère pongitif et lancinant. A la palpation, la mamelle présente une dureté ligneuse, parfois légèrement élastique. Les deux seins sont, assez fréquemment, successivement envahis. En peu de semaines, la masse carcinomateuse adhère aux parties profondes, tandis que la peau prend une apparence cuivrée par endroits et s'ulcère en d'autres. Les bords de l'ulcération sont durs, festonnés ; le fond sanieux et grisâtre laisse suinter un ichor fétide. Les ganglions, engorgés dès le début, augmentent de

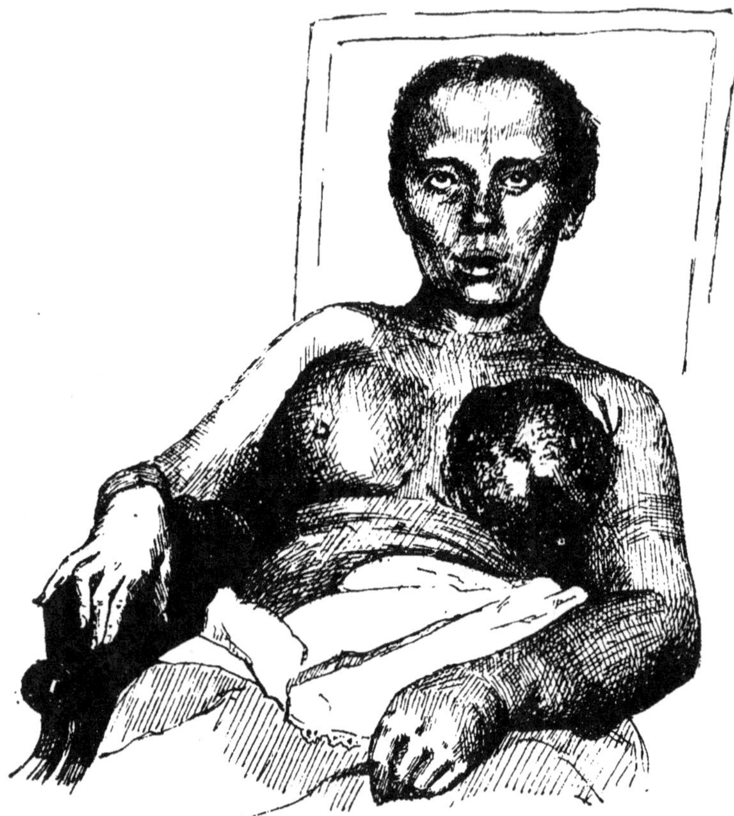

MASTITE CARCINOMATEUSE AIGUË DOUBLE.
Ulcération du sein gauche. Œdème des deux membres supérieurs, plus accentué à gauche.

volume et compriment le paquet vasculo-nerveux du bras. La généralisation survient et la malade atteinte de cachexie aiguë meurt en l'espace de quelques mois.

A la malignité de la mastite carcinomateuse, l'on peut opposer la bénignité du *carcinome colloïde*, variété plutôt histologique que clinique. Sa rareté est extrême. Sur 1,200 cas, Simmonds ne trouve que 4 carcinomes colloïdes. Brindejonc donne une proportion plus forte : sur 326 tumeurs, il en a rencontré 8.

Le début passe presque inaperçu ; au sein d'une des glandes mammaires se développe une tumeur à contours irréguliers et arrondis, dont les bosselures présentent dans certains cas une apparence translucide. Son accroissement est continu, mais d'une lenteur extrême. Simmonds a observé chez une femme de 43 ans un cas qui évoluait depuis 16 ans et un second chez une femme de 76 ans qui en avait observé les symptômes 11 ans auparavant. L'engorgement ganglionnaire survient tardivement, et la généralisation ne se rencontre que longtemps après.

Le peu de malignité du carcinome colloïde peut s'expliquer en partie par l'existence d'une sorte de capsule d'enveloppe que Brindejonc a rencontrée trois fois sur huit tumeurs.

Quoi qu'il en soit, la récidive est moins fréquente après l'opération que dans les autres variétés, et partant le pronostic devient plus favorable.

Les symptômes généraux attirent peu l'attention du chirurgien. Avant la généralisation, ils
sont d'ailleurs peu marqués : c'est tout au plus si
les malades accusent un léger amaigrissement.
Cependant, l'économie est plus atteinte qu'elle ne
le paraît de prime abord. L'analyse du sang a
donné, en particulier, des résultats fort intéressants qui témoignent d'un trouble général de
l'organisme. Hayem étudie l'état des globules
blancs chez les cancéreux et trouve pour le carcinome mammaire les résultats suivants : dans
le squirrhe ou carcinome commun, le nombre des
leucocytes est ordinairement notablement augmenté ; il atteint, sur une moyenne de 14 cas, le
chiffre de 11,464 ; le chiffre maximum a été de

21,700, le minimum de 2,360 (inférieur à la normale) (1).

L'engorgement ganglionnaire ne paraît pas modifier la leucocytose; celle-ci, au contraire, semble favorisée par la généralisation aux organes profonds.

Dans le squirrhe, l'augmentation du nombre des leucocytes, pour être ordinaire, n'est pas constante. Dans l'encéphaloïde, elle semble être de règle; dans trois cas examinés à ce point de vue, il y a eu leucocytose accentuée et le chiffre moyen des globules blancs a atteint 11,346 par millimètre cube.

Fait remarquable, l'intervention chirurgicale paraît amener une diminution de la leucocytose ou même sa disparition complète. Dans un squirrhe du sein, le chiffre des globules blancs, qui était de 21,700 avant l'opération, tombait à 10,106 cinq semaines après et à 6,200 quand la cicatrisation fut parfaite. Dans un autre cas, de 11,470 il descendit, après intervention, à 6,168 et, dans un troisième, de 12,400 il tomba à 8,415. Chez un sujet atteint d'encéphaloïde, la diminution fut moins sensible : 10,075 avant, 8,990 après l'opération.

(1) Alexandre. Thèse citée à l'index.

La leucocytose ne constitue pas la seule modification subie par le sang; l'hémoglobine atteint une diminution marquée. Quinquaud, dans ses recherches sur l'influence du cancer sur la richesse du sang en hémoglobine, est arrivé à la conclusion suivante : le chiffre normal de 123 grammes d'hémoglobine pour 1,000 grammes de sang peut descendre jusqu'à 25 grammes.

L'examen des urines a donné naissance à de nombreux travaux, surtout depuis que Rommelaere a fait de la diminution de la quantité d'urée un signe caractéristique du cancer. Sans entrer dans l'historique de cette question si débattue, rappelons que Robin et de nombreux auteurs après lui se sont élevés contre la théorie de Rommelaere et ont démontré que ce n'est pas au processus cancéreux, mais à l'absence ou à la réduction de l'alimentation, qu'il faut attribuer l'abaissement de l'urée, fait observé dans toutes les affections chroniques.

Si intéressantes que soient les recherches que nous venons de mentionner, elles n'offrent malheureusement pas grand intérêt pratique. Au reste, l'infection cancéreuse se traduit par d'autres phénomènes cliniques plus faciles à constater. L'amaigrissement survient après un temps variable avec la forme de carcinome. La malade pâlit ou présente la teinte jaune-paille caractéristique et s'affaiblit de plus en plus; les hémorragies qui se produisent et se répètent au niveau de l'ulcération contribuent encore à la déchéance de l'organisme. C'est à cette période qu'on observe les complications banales de tous les cancers : manifestations pulmonaires, phlegmatia alba dolens, œdème cachectique, etc. Condamnée à un repos forcé, effrayée des progrès incessants de la tumeur, dont elle suit avec angoisse la marche envahissante, la pauvre malade n'ose plus espérer sa guérison; le désespoir et la crainte de la mort achèvent de la déprimer et contribuent à hâter le dénouement final.

MARCHE. — DURÉE. — TERMINAISON

L'étude symptomatique que nous venons de faire du carcinome nous montre combien différente peut être la marche de cette néoplasie. Le maximum de malignité se rencontre dans ces formes de mastite carcinomateuse aiguë que l'on rencontre de préférence chez de jeunes femmes et dont la durée ne dépasse guère une année. L'évolution la plus lente s'observe dans les cas de squirrhe atrophique; chez les femmes qui ont dépassé 55 ans, cette lenteur est telle et l'état général si peu troublé qu'il est sage de s'abstenir de toute intervention. Tout aussi bénin paraît être le carcinome colloïde. Sa durée moyenne, d'après Gross, serait de douze ans; elle pourrait être plus considérable encore d'après les deux observations, citées plus haut, de Simmonds.

Entre ces types extrêmes se rencontrent tous les intermédiaires. Le carcinome commun parcourt successivement les différentes étapes que nous lui avons assignées : 1° formation de la tumeur; 2° adhérence à la peau et rétraction du mamelon; 3° envahissement des ganglions de l'aisselle; 4° adhérence aux parties profondes (pectoraux et cage thoracique); 5° généralisation. Chacune de ces périodes peut comprendre un nombre considérable de mois.

S.-W. Gross a relevé les diverses statistiques dressées dans le but de savoir à quelle époque a lieu l'envahissement et l'ulcération de la peau, l'engorgement des ganglions, l'adhérence aux parties profondes, la généralisation.

L'envahissement de la peau est le premier signe de la malignité et survient, en moyenne, à 15,8 mois d'après l'ensemble des cas réunis par S.-W. Gross. Les statistiques particulières donnent les chiffres suivants :

Winiwarter................	13,9 mois.
Oldekop....................	14,4 —
Sprengel...................	15,8 —
Hildebrand...............	13,6 —
Heincke...................	25,1 —
Gross.....................	12,0 —

On a vu l'adhérence cutanée ne paraître qu'après 7 et 8 ans.

L'ulcération de la peau peut exister dès le 3ᵉ mois, mais ne survient ordinairement que vers le 20ᵉ mois. Winiwarter fixe la moyenne à 17,7 mois ; Oldekop à 26,4 mois ; Sprengel à 20,3 mois ; Heincke à 19,3 mois ; Gross à 15,8 mois.

L'engorgement ganglionnaire apparaît parfois dès les premières semaines ; on l'a vu ne se montrer qu'après 7 ans.

Winiwarter en note l'apparition moyenne à 14,7 mois.
Oldekop — — 16,5 —
Heincke — — 9,7 —
Sprengel — — 14,3 —
Fischer — — 20,6 —
Gross — — 12,8 —

L'immobilité de la tumeur sur les tissus sous-jacents surviendrait :

Pour Winiwarter à......... 22,7 mois.
— Oldekop a........... 23,4 —
— Heincke à........ 24,8 —
— Gross à........... 16,9 —

ce qui donne une moyenne de 21,9 mois.

Quant à la généralisation, on l'observerait vers le 25ᵉ mois d'après Sprengel, Winiwarter et

Fink, vers le 30ᵉ pour Henry et au bout de 38 mois seulement suivant Oldekop.

Le peu de concordance de tous ces chiffres est la meilleure preuve de leur parfaite inutilité. Comme le fait remarquer Delbet, tous ces renseignements tirés de la clinique sont sans valeur. Les ganglions et l'aponévrose pectorale sont envahis microscopiquement sans qu'on puisse s'en rendre compte à l'œil nu, à plus forte raison au lit du malade. Gussenbauer dès 1881 prouvait que des ganglions d'apparence sains étaient déjà carcinomateux, et ses assertions ont été maintes fois contrôlées. Heidenhain montrait plus récemment tout l'intérêt qu'il y a à enlever l'aponévrose pectorale, si souvent envahie par des traînées épithéliales (V. page 36), alors que rien ne le fait soupçonner. Il est donc de fort peu d'importance de savoir exactement à quelle époque précise de l'affection on peut constater cliniquement soit l'adénite axillaire, soit l'adhérence profonde.

La durée totale de l'affection est variable et devient fort longue dans quelques cas. Paget estime que le carcinome évolue en un peu plus de quatre ans, et Bryant est du même avis. Suivant Sibley, la durée atteint 32,25 mois sans opération et d'après Gross seulement 28,6 mois dans les mêmes conditions. Oldekop assigne au carcinome une durée de 29,6 mois et Sprengel de 27 mois. La statistique de Middlesex hospital en six ans donne à Roger Williams une moyenne de 44,8 mois sans intervention, dont 4 cas se sont prolongés au delà de 102 mois ; 1 cas avait atteint 297 mois.

La mort survient par cachexie cancéreuse, par hémorragies répétées, par complications viscérales, dont la plus fréquente est la broncho-pneumonie, ou par infection de l'ulcération (érysipèle, phlegmon, etc.).

La guérison spontanée est-elle possible ? Quelques faits ont été cités à l'appui de cette opinion. Duplay rapporte le fait observé par Richerand, Dupuytren et Paillard, dans lequel le sphacèle total d'une mamelle cancéreuse fut suivi d'une guérison complète. Boyer cite aussi l'observation d'une malade qui, après une guérison spontanée obtenue par ce procédé, succombe huit mois après, des suites d'une récidive. Dernièrement encore, en janvier 1893, Billroth présentait à la Société des médecins de Vienne une malade qui, porteuse d'un carcinome du sein du volume d'une pomme, l'avait vu disparaître graduellement depuis deux ans ; il ne restait plus qu'une cicatrice, à la périphérie de laquelle persistait cependant un bourrelet assez dur. Ce même chirurgien avait déjà observé un cas analogue dans lequel la tumeur mammaire disparut complètement, mais il survint dans la colonne vertébrale une métastase qui amena une paralysie des membres inférieurs. Quelque intéressantes que soient ces observations, elles ne doivent modifier en rien les règles de l'intervention.

DIAGNOSTIC

Il est ordinairement facile de reconnaître un carcinome du sein ; le peu de volume de la tumeur, ses limites indécises, son adhérence à la peau, la rétraction du mamelon, l'engorgement ganglionnaire de l'aisselle correspondante, sont tout autant de signes que l'on rencontre dans les cas types qui sont les plus nombreux. Mais aucun de ces symptômes n'est pathognomonique ni constant ; on les observe au grand complet dans d'autres affections que le carcinome, et ils peuvent manquer ou présenter des caractères indécis dans ce dernier. Ainsi surgissent des difficultés de diagnostic parfois extrêmes, variables suivant la forme carcinomateuse et la période d'évolution de la tumeur.

De toutes les variétés de carcinome de la

mamelle, il en est deux parfaitement distinctes qu'il est nécessaire de bien connaître et d'isoler de toutes les autres parce qu'elles comportent un pronostic et des indications thérapeutiques spéciales. C'est la mastite carcinomateuse et le squirrhe atrophique.

C'est de préférence chez des femmes encore jeunes, fraîches et souvent grasses, ayant toutes les apparences de la santé la plus parfaite, que survient la *mastite carcinomateuse*, dénommée encore cancer aigu ou cancer en masse. Fréquemment, le début survient pendant la lactation ou pendant la grossesse. Les seins sont gros, proéminents et ne paraissent pas malades au premier abord. L'un d'eux cependant est manifestement plus volumineux, il est dur ; on y perçoit une masse principale formant tumeur, mais le tissu glandulaire voisin n'a plus la souplesse normale ; en l'explorant avec soin, on y découvre des indurations à limites peu précises, disséminées dans toute l'étendue du sein. Profondément dans l'aisselle, à travers une couche épaisse de tissu graisseux, on perçoit des ganglions tuméfiés.

La rapidité de l'évolution, le début fréquent pendant la lactation, l'allure inflammatoire des phénomènes observés, tendent à faire prendre ces cas de mastite carcinomateuse pour des mammites aiguës simples. L'erreur est d'autant plus facile à commettre que la peau rougit parfois tout comme dans les abcès. Un examen attentif permettra cependant de constater l'absence d'œdème et de fluctuation ; la tumeur est remarquablement dure ou tout au moins élastique, sensation que l'on n'éprouve pas en palpant une mamelle atteinte de mammite qui est toujours plus ou moins empâtée. La douleur, presque constante dans les abcès mammaires, manque le plus souvent au début du cancer aigu. Enfin, la température est normale, tandis qu'elle atteint fréquemment 38° et 39° lors de la formation d'une collection purulente.

La seconde variété de carcinome que nous tenons à mettre en relief est le *squirrhe atrophique*. A l'inverse de la précédente, on ne la rencontre guère qu'après la ménopause : c'est le squirrhe des vieilles femmes. Le sein se ratatine et revient sur lui-même, ne présentant qu'un noyau à contours diffus, rappelant ceux des mammites chroniques. Le diagnostic repose sur la dureté spéciale de la peau, sur l'existence fréquente d'une ulcération étroite et profonde, non saignante et suppurant peu, sur l'existence de ganglions petits, très durs et roulant sous le doigt dans la cavité axillaire. Les ganglions qui accompagnent certaines mammites sont moins nombreux, plus gros et moins indurés. Néanmoins, ces caractères sont assez peu précis pour que l'erreur puisse être commise dans certains cas ; on essaiera de l'éviter en pratiquant des examens minutieux et répétés.

Les autres formes de carcinome du sein peuvent être confondues avec la plupart des tumeurs de la mamelle.

Sans insister, rappelons que certaines malades névropathes, souffrant de névralgies intercostale ou mammaire, viennent parfois réclamer l'intervention du chirurgien pour une tumeur parfaitement imaginaire. En prenant leur sein à pleine main, elles sentent et font constater à leur médecin une induration profonde et mal limitée. Il suffit d'examiner la glande à plat en l'appliquant directement sur le thorax pour voir s'évanouir la tumeur de tout à l'heure, formée qu'elle était par les lobules glandulaires eux-mêmes, peut-être un peu hypertrophiés.

La présence d'une tumeur étant nettement constatée, on reconnaîtra le carcinome aux quatre grands signes que nous avons déjà signalés : petit volume et contours diffus de la tumeur, rétraction du mamelon, adhérence à la peau, engorgement ganglionnaire.

Bien différents sont les caractères des *tumeurs bénignes* : mobilité parfaite, délimitation toujours possible, intégrité de la peau, absence d'adénite et d'adhérence cutanée, apparence bosselée de la tumeur.

Notons aussi que la tumeur bénigne remonte à une date souvent ancienne, qu'elle présente une marche oscillante remarquable, augmentant parfois pendant les règles, lors d'une grossesse ou d'un accouchement, pour diminuer ensuite, enfin qu'elle siège de préférence à la région externe de la mamelle. Le carcinome est, au contraire, d'apparition récente, affecte une marche progressive et continue, se développe surtout au pourtour du mamelon. Ajoutons encore que la multiplicité des tumeurs bénignes est fréquente, tandis qu'il est de règle presque absolue de voir un carcinome unique. L'âge de la malade donne aussi de précieuses indications : chez les jeunes femmes, on doit s'attendre à rencontrer des tumeurs bénignes ; après quarante ans, le cancer survient de préférence. Ce fait clinique vrai contribue à faire porter un diagnostic faux dans un cas anormal : un squirrhe au début chez une jeune femme et une tumeur bénigne chez une femme âgée sont facilement méconnus à un premier examen ; les caractères physiques du néoplasme permettent de rectifier l'erreur.

Le carcinome est plus facilement confondu avec de simples noyaux de *mammite chronique* ou des abcès à marche lente. Les caractères cliniques de la mastite chronique sont des plus variables : tantôt, le noyau de la mammite forme une tumeur assez régulière, arrondie (Reclus, Phocas), présentant quelques légères bosselures à sa surface et se différencie alors nettement du carcinome ; tantôt, il rappelle le squirrhe mammaire par l'irrégularité de ses contours et son absence de délimitation.

Les caractères presque pathognomoniques du carcinome, l'adhérence à la peau, la rétraction du mamelon, l'engorgement ganglionnaire, se retrouvent parfois dans la mammite et obscurcissent d'autant le diagnostic. Phocas fait bien remarquer que l'adhérence cutanée dans la mammite se fait en surface et se distingue du capitonnage de la peau, observé dans le carcinome ; mais, avouons-le, ce sont des finesses qu'il est permis de ne point connaître. Quant aux ganglions, ils se prennent, dit-on, plus vite dans la mastite chronique que dans le carcinome, sont plus gros, plus nombreux, plus douloureux, affectent une marche oscillante, avec des alternatives d'augment et de diminution. Ces signes, intéressants à constater, sont d'une appréciation difficile et, par suite, d'un faible secours dans les cas épineux (1).

Les commémoratifs apprennent le plus souvent que le noyau de mammite est apparu à la suite d'une grossesse, pendant la lactation, au moment du sevrage. Mais le carcinome peut se développer dans les mêmes conditions et présenter alors une évolution rapide. Ainsi, Bœckel voit survenir chez une jeune femme, après une grossesse, une tumeur qu'il croit être un abcès : c'était un carcinome.

La ménopause est l'âge de prédilection du carcinome, mais la mammite peut aussi apparaître à ce moment de la vie. Sous le nom de mammite de la ménopause, Phocas décrit une variété d'inflammation chronique de la mamelle dans laquelle la formation de la tumeur est indépendante des phénomènes de lactation. Par

(1) Waren propose, dans les cas difficiles, de ponctionner la tumeur avec une canule a extrémité tranchante (nos 6 à 12 de la filière Charrière comme dimensions). On peut ainsi retirer un cylindre de la tumeur dont on fait l'examen microscopique. Dans un cas, Waren posa de cette façon le diagnostic de mastite chronique.

son volume ordinairement considérable, sa forme souvent hémisphérique, sa consistance dure et uniforme, sa surface bosselée et sinueuse, elle se rapproche du pire des cancers, du cancer en masse, avec lequel elle peut être confondue.

Les symptômes fonctionnels n'ont pas plus de valeur pour le diagnostic ; cependant, la douleur à la pression en un point fixe est en faveur de la mammite.

Sur quoi donc établir le diagnostic ? En vérité, les signes physiques peuvent être insuffisants. C'est affaire d'impression, de flair chirurgical et d'expérience. Tillaux insiste beaucoup sur la consistance de la tumeur ; mais « rien, dit-il, n'est difficile comme de traduire par la parole une sensation purement personnelle ; ce signe qui me rend les plus grands services ne peut être utile qu'à ceux qui sont familiarisés avec les tumeurs. Les noyaux du cancer sont plus durs que ceux de la mammite chronique ».

Un signe meilleur, au reste négatif, est l'absence d'adhérences profondes dans la mammite ; mais le cancer n'en présente lui-même qu'à une période avancée.

L'erreur est donc possible et la lecture des observations où elle a été commise montre qu'elle était presque fatale : caractères physiques, âge de la malade, état général, tout donnait le change. Il serait sage, dans le doute, d'attendre ou de ponctionner; le temps et le trocart sont les meilleurs juges en pareille matière. Mais l'abstention et l'expectative ne sont pas toujours facilement admises et ont d'ailleurs leurs dangers; ainsi s'expliquent les faits de Benj. Brodie, de Dupuytren, de Roux, de Velpeau, etc., qui ont amputé des mamelles atteintes de simples abcès chroniques, consolation pour tous ceux qui auront la malchance de se tromper à leur tour.

Le carcinome de la mamelle, surtout dans la forme encéphaloïde, peut être confondu avec le *sarcome* de cette glande, et Velpeau décrit sous le nom d'encéphaloïdes des tumeurs qui semblent bien être de vrais sarcomes. On peut donc se trouver en présence de certains néoplasmes dont il est difficile d'affirmer la nature carcinomateuse ou sarcomateuse avant l'intervention. Mais ces cas sont rares et le diagnostic ordinairement peut et doit se faire. Il repose sur les principaux signes suivants :

Le carcinome vulgaire forme de préférence une tumeur petite, irrégulière, dure, à limites diffuses ; le sarcome, de dimensions presque touours considérables, offre une surface bosselée et molle, une périphérie assez facile à délimiter.

Le carcinome envahit rapidement la peau et lui donne l'aspect pointillé de la peau d'orange ; le sarcome n'adhère pas à la peau ; il la refoule, l'amincit jusqu'à la perforer.

Le carcinome donne lieu de bonne heure à un engorgement ganglionnaire ; le sarcome ne s'accompagne qu'exceptionnellement d'adénite axillaire.

A la période d'ulcération, le diagnostic est encore possible par l'aspect seul de l'ulcère. Dans le carcinome, l'ulcération offre un fond déprimé, sanieux et dur, limité par des bords taillés à pic, indurés et formés par la peau elle-même envahie. Dans le sarcome, elle est plus profonde et présente des bords minces et décollés ; du fond partent des bourgeons mollasses plus ou moins volumineux, saignant au moindre contact ; la peau, fortement amincie, rouge ou livide, cercle l'ulcère sans adhérer à la tumeur.

La recherche méthodique de ces différents caractères permettra de faire le diagnostic de sarcome ou carcinome dans l'immense majorité des cas.

L'*épithéliome* du sein, ainsi que nous le verrons plus loin, se caractérise par la présence de tumeurs ordinairement multiples, datant de longtemps, n'engorgeant qu'exceptionnellement les ganglions, donnant assez souvent naissance à un écoulement roussâtre ou sanguin par le mamelon. A une période avancée, l'adhérence à la peau et l'adénite axillaire peuvent survenir ; le diagnostic devient alors d'autant plus difficile que la multiplicité des tumeurs peut échapper à l'investigation ; tantôt, en effet, les noyaux primitifs se sont confondus, tantôt l'attention se porte tout entière sur la grosseur principale qui présente une dureté ligneuse et semble faire corps avec les tissus. L'étude des antécédents, la marche lente de la tumeur, l'écoulement sanguin par le mamelon, permettront seuls de porter le diagnostic d'épithéliome.

Le carcinome du sein a été longtemps confondu avec une variété de mammite chronique bien décrite en France par Reclus, sous le nom de *maladie kystique des mamelles* (1).

C'est sur une dame de 35 ans que Reclus reconnut, en 1878, l'affection à laquelle on a

______

(1) Sous ce nom, on a décrit : 1° des épithéliomes se rattachant à la variété papillaire ou dendritique ; 2° des cas de mammite chronique, dont nous nous occupons ici.

donné son nom ; cette dame venait le consulter pour une tumeur que l'on trouvait au sein gauche, vers la partie inférieure et interne ; du volume d'un œuf de pigeon, cette grosseur était très dure et difficilement isolable du tissu glandulaire environnant. Au pourtour de cette tumeur principale, un examen attentif permettait de sentir de petites nodosités qui rappelaient les lobules mammaires injectés de matière solide. Ces nodules se rencontraient un peu partout dans la glande, mais en plus grande abondance vers le centre, qui semblait criblé de grains de plomb. La pression ne révélait pas de douleur ; à peine survenait-il de temps en temps un élancement rapide. Il n'y avait pas d'écoulement séreux ou sanguin par le mamelon. La peau était normale et souple, et la mamelle glissait facilement dans sa mince enveloppe de graisse. Les ganglions de l'aisselle étaient sains. Le professeur Broca, sans hésitation, porta le diagnostic de tumeur maligne (Reclus).

Dans tous les cas de maladie kystique d'origine inflammatoire, on retrouve l'histoire de cette première malade de Reclus. La multiplicité des tumeurs, la sensation de grains de plomb, de grappe de raisin, de glande injectée au suif que donne la mamelle, l'absence d'engorgement ganglionnaire, l'intégrité de la peau, plaident déjà fortement en faveur de la mammite. La bilatéralité des lésions permet presque d'affirmer la maladie kystique, le carcinome double des mamelles ne se rencontrant que dans la proportion du 1 pour 100 en moyenne.

La tuberculose et la syphilis tertiaire du sein sont des affections rares avec lesquelles il est permis de ne pas trop compter. Il est bon, toutefois, de connaître les caractères qui les rapprochent du carcinome pour s'offrir, à l'occasion, le plaisir d'un diagnostic délicat.

La *tuberculose mammaire* est presque une curiosité ; Delbet, réunissant tous les faits connus non contestés, n'arrive qu'à un total de 37 observations ; encore un certain nombre se rapportent-elles à des malades cachectiques, à des tuberculeuses avancées chez lesquelles l'affection du sein a été une découverte d'autopsie ou une constatation clinique facile et sans intérêt chirurgical. Quand les tubercules mammaires sont multiples et suppurés, le diagnostic ne sera pas à faire avec le carcinome ; il n'en est plus de même si l'on se trouve en présence d'un noyau tuberculeux à contours diffus, s'accompagnant de rétraction du mamelon, d'adhérence de la peau et d'engorgement ganglionnaire : l'erreur est presque fatale. En faveur d'une tuberculose mammaire, on donne les signes suivants : 1° adénopathie axillaire primitive ou tout au moins précoce et rapide ; 2° volume exagéré des ganglions par rapport à la tumeur ; 3" présence d'un cordon induré entre le néoplasme mammaire et les ganglions ; 4" suppuration fréquente de la tumeur mammaire.

Si l'ulcération s'est produite, le diagnostic sera plus facile : les bords mous et fongueux de la fistule tuberculeuse, le pus grumeleux qui s'en écoule, ne rappellent en rien les bords indurés de l'ulcère squirrheux, ni la sanie fétide qui s'en exhale.

Il est plus difficile encore de distinguer les noyaux abcédés de la tuberculose du carcinome dégénéré ou suppuré. Presque toujours, dans les cas de ce genre, ce n'est qu'après l'intervention que la question se pose. Au sein d'une tumeur estimée cancéreuse, on trouve des noyaux d'aspect caséeux, sur la nature desquels on hésite ; le microscope seul peut résoudre le problème. On conçoit que cliniquement un cancer suppuré pourra donner naissance à des signes physiques se rapprochant de ceux de la tuberculose mammaire ; témoin le cas d'Habermaas : le diagnostic avait été tuberculose mammaire et l'examen macroscopique de la pièce semblait le démontrer ; le microscope prouva qu'il s'agissait d'un carcinome suppuré. Nous avons eu l'occasion d'observer un fait semblable où la même erreur fut commise.

La *syphilis tertiaire* du sein est tout aussi rare que la tuberculose. Boissier de Sauvages, en lui donnant le nom de cancer vérolique, donnait bien à entendre la similitude d'aspect qui peut exister entre le carcinome et la gomme syphilitique.

Le début est insidieux : une ou plusieurs tumeurs, petites, dures, parfois très dures, mobiles, aphlegmasiques, se développent de préférence au centre de la mamelle. Les deux seins peùvent être pris simultanément ou successivement. Les douleurs sont très légères, le retentissement ganglionnaire nul ou à peine marqué. L'évolution est toujours rapide et l'ulcération survient au bout de deux à trois mois.

Le diagnostic est difficile lorsque la tumeur gommeuse est unique, adhérente à la peau et accompagnée d'engorgement ganglionnaire. La rapidité d'évolution doit mettre en éveil et faire songer à la syphilis ; mais, en fait, les antécédents ou la coexistence d'autres manifestations spécifiques permettent seuls d'être affirmatif, si tant est qu'on puisse l'être dans ces cas douteux.

A la période d'ulcération, il est plus facile de reconnaître la gomme ; la peau devenue adhérente s'est amincie et se laisse perforer ; il s'écoule un pus rare, sale, visqueux, grisâtre ; les bords de l'ulcération se renversent un peu en dedans et se tuméfient, le fond sanieux produit un suintement purulent peu abondant et ne donne jamais naissance à des fongosités molles et saignantes. Enfin, signe encore bien caractéristique, la plaie guérit d'elle-même, lentement si le traitement spécifique n'est pas institué, rapidement s'il a été prescrit ; des bourgeons charnus tapissent le fond de la plaie, se multiplient, et la cicatrisation s'effectue.

Il existe enfin une affection spéciale de la mamelle, très controversée, décrite pour la première fois par Paget, dont elle porte le nom. La *maladie de Paget* se caractérise par une éruption du mamelon et de l'aréole simulant l'eczéma chronique ou le psoriasis et s'accompagnant de squirrhe mammaire une année ou deux après le début de l'affection superficielle. Pour Darier et Wickham, la caractéristique de l'affection serait

la présence, au sein des tissus lésés, de coccidies ;
si elles n'existent pas, il s'agit d'eczéma simple,
compliqué de squirrhe, mais non de la maladie de Paget. Sans entrer dans la discussion
des faits si complètement exposés par Delbet,
dans le *Traité de chirurgie*, sachons seulement que l'eczéma rebelle du mamelon ou une
affection le simulant peut s'accompagner de
squirrhe de la glande sous-jacente. En présence
de cas de ce genre, il faut donc rechercher le
carcinome, pour ne point le laisser passer inaperçu.

PRONOSTIC

Le carcinome mammaire entraîne un pronostic extrêmement grave. Livré à lui-même, il amène toujours la mort au bout d'un temps plus ou moins long. Opéré, il récidive dans la grande majorité des cas.

Quelques formes offrent une gravité extrême, expliquée par l'impossibilité d'une ablation complète : tels le squirrhe en cuirasse, le squirrhe pustuleux ou disséminé et la mastite carcinomateuse aiguë. La marche en est rapide et la terminaison fatale peut survenir en l'espace de quelques mois.

Très bénins, au contraire, sont le squirrhe atrophique et le carcinome colloïde ; celui-ci affecte toujours une évolution lente, récidive peu, après son ablation, et n'a pas grande tendance à la généralisation. Le squirrhe atrophique n'offre pas non plus une grande malignité ; loin d'augmenter de volume, le sein se ratatine et paraît revenir sur lui-même ; l'ulcération, lorsqu'elle se produit, forme une anfractuosité profonde et étroite, non saignante et suppurant peu ; enfin, le mal peut être porté pendant des années sans qu'il paraisse retentir aucunement sur l'état général. Velpeau rapporte avoir vu des malades vivre dix, quinze et même vingt ans avec des productions de ce genre, qui ne les incommodaient pas autrement.

Les autres formes de carcinome comportent un pronostic variant beaucoup suivant l'âge de la malade et selon qu'une intervention a été pratiquée ou non. Des statistiques nombreuses ont été dressées en vue de comparer la durée de la vie chez les opérées et les non-opérées ; bien que ne pouvant s'appliquer à un cas particulier, les résultats obtenus sont très intéressants à constater. Oldekop, s'appuyant sur ses propres recherches et sur celles de Winiwarter, conclut que la vie des malades abandonnées à elles-mêmes est de 29, 6 mois. Sprengel trouve une moyenne de 27 mois ; Gross, de 28, 6 ; Sibley, de 32, 25. Chez les opérées, la durée totale de la maladie a été en moyenne de 38 mois, ainsi qu'il résulte des statistiques concordantes d'Oldekop (82 cas), Henry (51 cas), Winiwarter (91 cas) et Sprengel (85 cas). La statistique de Roger Williams, basée sur tous les cas observés à Middlesex Hospital pendant une période de six ans, donne une moyenne supérieure aux précédentes, mais également en faveur de l'opération; la survie est, chez les non-opérées, de 44, 8 mois (4 malades ont vécu plus 102 mois), tandis qu'elle atteint 60,8 mois chez les opérées.

La survie est donc augmentée d'une façon générale par l'intervention. La guérison définitive peut-elle être obtenue et la récidive n'est-elle pas fatale? Les statistiques démontrent encore que les guérisons durables sont plus fréquentes qu'on pourrait même le croire de prime abord. Oldekop, sur 250 cas opérés à la clinique d'Esmarch, de 1850 à 1876, a pu suivre seulement 43 malades pendant une période de trois ans; 23 d'entre elles étaient sans récidives; quelques-unes ont survécu quatre, cinq et six ans. C'est une proportion de 11,7 pour 100 de guérison définitive sur l'ensemble des faits recueillis par l'auteur. Sprengel (clinique de Volkmann, 131 cas de 1874 à 1878) arrive à peu près au même chiffre. Il fait remarquer, de plus, que les guérisons définitives peuvent s'observer

dans les cas les plus graves comme dans les plus
légers, dans ceux où la peau est déjà ulcérée,
les ganglions volumineux, la tumeur adhérente,
comme dans d'autres où la glande est seule malade. La proportion est cependant bien meilleure
pour ceux-ci que pour ceux-là. En effet, sur
29 cas dans lesquels les ganglions n'étaient pas
pris, il y eut 6 guérisons définitives, tandis que,
sur 102 malades opérées après envahissement
de l'aisselle, 9 seulement demeurèrent sans récidive.

Les résultats obtenus par Küster, grand par-
tisan des amputations totales avec toilette minu-
tieuse du creux axillaire, paraissent supérieurs
encore aux précédents. Sur 60 malades opérées
et revues, il note 13 guérisons, soit, dit-il, 21,66
pour 100 de guérisons définitives.

Plus intéressante encore est la statistique de
Rose, publiée par Meyer; elle porte sur 256 malades opérées de 1867 à 1878; en 1881 existaient
encore 98 survivantes; en 1888, on retrouve ce
que sont devenues 64 d'entre elles: 22 n'ont
pas de récidive et leur opération remonte de 10
à 21 ans, 19 sont mortes sans récidive de 2 à
16 ans après l'opération, 23 ont succombé à la
suite de récidive ou de métastases viscérales
de 6 mois à 11 ans et demi après l'opération.

En 1888, S.-W. Gross dresse une statistique de 1,527 cas de carcinome du sein: 137 n'ont pas été opérés et ont donné une survie variant de 5 mois à 6 ans, avec une moyenne de 28,6 mois; 1,390 ont été opérés et ont fourni une mortalité opératoire immédiate de 198. Sur 1,192 cas restants, on constate une récidive après 3 mois dans 40 pour 100, après 1 an dans 15, 5 pour 100, après 3 ans dans 2, 32 pour 100 des cas; enfin, 11, 83 pour 100 auraient été guéris définitivement. Quand l'opération a été incomplète (1), la récidive s'est faite dans les ganglions dans 52 pour 100 des cas, et, quand elle a été complète, dans 25 pour 100 seulement.

Henry, sur 149 cas opérés à la clinique de Fischer, à Breslau, donne 91, 3 pour 100 de récidives (toutes les tumeurs enlevées ont été examinées par des histologistes compétents).

J. Bœckel, au congrès français de chirurgie de 1888, publie sa statistique personnelle portant sur 65 amputations du sein avec curage de l'aisselle, dont plusieurs ont nécessité la ligature de la veine axillaire. L'examen histologique a été pratiqué dans tous les cas. Bœckel a obtenu 57 guérisons opératoires et 8 morts. 30 malades ont

(1) C'est-à-dire sans curage de l'aisselle.

été perdues de vue, 2 opérées sont restées guéries 6 ans.

10 ont présenté des récidives :

```
Après   5 mois............ ..   1
  —     6 mois..............   1
  —    12 mois.............   4
  —    18 mois.............   2
  —    21 mois.............   1
  —     3 ans .. ...........   1
```

17 sont restées localement guéries ; 3 d'entre elles sont mortes de maladies intercurrentes ou de carcinome interne.

Les survies ont atteint :

2 ans dans 3 cas ; une malade est morte, 2 ans et demi après l'opération, de carcinome intestinal.

```
3 ans dans 1 cas.
4    —    1  —
5    —    4  —
6    —    4  —
8    —    4  —
```

L'une de ces dernières présenta une récidive 3 ans après, fut réopérée et est restée guérie. Enfin, une opérée vit sans offrir de nouvelles manifestations carcinomateuses depuis 11 ans.

La statistique la plus brillante appartient à la

clinique de Koenig, de Göttingen, dressée par Hildebrand ; elle relate 152 cas, avec une mortalité opératoire de 7,2 pour 100 ; 135 malades ont pu être suivies et ont donné 65 récidives : 31 en moins de 6 mois, 21 en moins de 1 an, 4 après 2 ou 3 ans, 2 après 3 ans. Parmi les non-récidives, 23 ont été suivies plus de 3 ans, 30 plus de 2 ans, 1 plus de 1 an. En comptant comme guérie toute malade qui ne porte pas de récidive après 3 ans, Hildebrand arrive à 23 pour 100 de guérisons définitives. Il fait, en outre, remarquer que l'évidement préventif de l'aisselle élève la proportion des guérisons définitives de 23 à 46 pour 100.

Enfin, nous donnons à la fin de cette étude (V. page 180) le relevé d'un certain nombre d'opérations faites par l'un de nous chez des malades dont le sort ultérieur a pu être connu. On constatera, en parcourant ce tableau, ce fait intéressant que, sur 29 cas, 9 fois la persistance de la guérison a pu être constatée :

1 fois au bout de plus de	11 ans.
2 —	—	9 —
1 —	—	7 —
2 —	—	4 —
1 —	—	3 —
1 —	—	2 —
1 —	—	1 an.

On remarquera, de plus, que, chez trois malades qui ont succombé deux à cinq ans après l'opération, à la suite d'affections intercurrentes, on n'avait observé, avant la mort, aucune récidive locale. En outre, deux autres ont survécu sept et huit ans, sans récidive locale, jusqu'à l'apparition des accidents de généralisation qui les ont emportées.

Le pronostic du carcinome du sein, tout en restant grave, n'est donc pas fatal. Faite à temps, une intervention sauvera souvent la malade. En cas de récidive, elle lui procurera une survie d'une année à une année et demie en moyenne.

TRAITEMENT

Il n'est point de remède ni de moyen destructeur qui n'ait été préconisé contre le carcinome du sein. Les médications les plus vantées à base d'arsenic, de ciguë, d'iode, etc... ne possèdent pas le moindre effet curateur et ne peuvent être citées que pour mémoire. La destruction du néoplasme par la compression simple, l'écrasement, les injections interstitielles, soit encore par les caustiques ou l'électricité, sont des moyens, les uns complètement insuffisants, les autres infidèles, tous justement abandonnés. Seule l'intervention opératoire, hâtive et large, peut parfois procurer une guérison radicale et définitive, souvent prolonger la vie des malades.

Néanmoins, l'opération a trouvé des adversaires et Korteweg, dans les Archives de Langenbeck, en 1880, a brièvement et très catégoriquement exposé les arguments que l'on peut faire valoir contre l'utilité de l'intervention chirurgicale, c'est-à-dire la mortalité opératoire, la fréquence extrême des récidives, la rapidité plus grande de l'évolution du cancer après l'opération.

La mortalité opératoire a été fortement abaissée depuis l'antisepsie et, avec les moyens dont nous disposons actuellement, l'amputation de la mamelle, suivie de l'extirpation des ganglions de l'aisselle, ne doit pas donner une mortalité supérieure à 5 pour 100. Les statistiques de Czerny, de Küster, de Koenig, de Gussenbauer, de Bergmann, etc., donnent des chiffres variant entre 2, 63 pour 100 et 5, 20 pour 100 de mortalité. L'opération n'est pas, par conséquent, de celles dont la gravité soit telle qu'il faille, de ce chef seul, renoncer à l'entreprendre.

La question des récidives mérite plus d'attention. Nul n'en conteste la fréquence. Mais toutes les statistiques démontrent (V. p. 100) qu'elles ne sont pas absolument fatales et qu'il est possible de voir le mal, à la suite d'opérations larges et suffisamment précoces, ne pas se reproduire.

Le dernier argument des abstentionnistes consiste à soutenir que les malades non opérées ont une survie plus longue que celles qui ont subi l'amputation de la mamelle. Les statistiques que nous avons mentionnées (p. 99) nous ont encore permis de conclure que la survie des opérées dépasse celle des non-opérées d'une année en moyenne et, pour quelques chirurgiens, d'une année et demie.

Pour excellente que soit l'intervention chirurgicale, elle n'en a pas moins ses contre-indications. L'expérience apprend qu'il existe quatre formes de carcinome qu'il faut respecter : le cancer en cuirasse, le squirrhe pustuleux ou disséminé, le squirrhe atrophique et la mastite carcinomateuse. Le premier est trop étendu pour qu'on songe même à en pratiquer l'ablation. L'intervention est plus tentante dans le squirrhe pustuleux, surtout si les nodosités cutanées sont peu abondantes ; le souvenir de deux opérées de Velpeau, qui, dans des cas de ce genre, présentèrent après l'amputation de la mamelle une récidive foudroyante, rendra plus timide et plus sage. Pour nous, le moindre noyau cutané indépendant de la tumeur constitue une contre-indication absolue.

Le squirrhe atrophique commande aussi l'abstention. L'évolution est des plus lentes, mais l'intervention accélère la marche de la maladie et hâte la terminaison fatale : il faut donc, ici encore, savoir ne pas agir, bien que la tumeur soit petite, limitée et semble inviter à l'opération. Enfin, on s'abstiendra encore en présence de la mastite carcinomateuse ou cancer aigu, dont la marche rapide et fatale n'a jamais été enrayée par une opération ; comme le disait Nélaton avec tant d'insistance dans ses leçons, cette forme de carcinome est un *noli me tangere.* Si l'on tente l'ablation du mal, la récidive se fait avec une rapidité extrême, le plus souvent dans la plaie, avant qu'elle ne soit cicatrisée.

Dans toutes les autres formes du carcinome, l'opération s'impose, mais à une condition *sine qua non :* que le mal puisse être extirpé dans toute son étendue. La généralisation implique donc l'abstention ; toute intervention n'aurait d'autre résultat que de donner un coup de fouet à la maladie. L'engorgement ganglionnaire n'est une contre-indication qu'autant que la zone des ganglions axillaires est franchie ; l'apparition d'une adénite cervicale ou sus-claviculaire est le signal de l'envahissement de l'organisme. Une adhérence moyenne aux parties profondes n'arrêtera pas le chirurgien ; mais, si on soupçonne la propagation du néoplasme à la cage thoracique elle-même, il ne faut pas intervenir, les délabrements devant être ou trop considérables ou insuffisants. En résumé, devra être opéré tout carcinome qui n'aura pas franchi la zone des ganglions axillaires et dont les adhérences aux parties profondes ne s'étendent pas jusqu'à la cage thoracique. L'envahissement de la peau n'est point une contre-indication dès lors qu'il ne s'agit ni du cancer en cuirasse ni du squirrhe pustuleux.

Suivant les préceptes de nos maîtres français, les Roux, les Trélat, les Verneuil, etc., l'opération doit être aussi large que possible. La mamelle entière doit être sacrifiée, le volume du squirrhe ne dépassât-il pas une noisette ; la peau doit être largement enlevée, l'aponévrose pectorale disséquée ou réséquée. Enfin, *dans tous les cas*, le creux axillaire sera ouvert, exploré au doigt et à la vue, et débarrassé de tout ce qui paraît suspect, ganglions ou tissu cellulo-adipeux. Le mieux est d'extraire tout le paquet graisseux qui remplit l'aisselle. Ces règles générales de l'amputation de la mamelle ne doivent jamais être violées, sous aucun prétexte.

Le sacrifice de la mamelle est accepté par tous les chirurgiens, tant l'expérience a montré que quelques lobules laissés par mégarde pouvaient devenir le point de départ des récidives. L'abrasion de la peau n'est pas toujours largement faite : l'opérateur tient à une réunion *per primam* et à tort se montre parcimonieux ; il faut enlever une grande étendue de peau, dussent la réunion, la malade et le chirurgien en souffrir quelque peu. La dissection méthodique de l'aponévrose pectorale ne doit jamais être négligée, ainsi que l'ont amplement démontré et l'expérience de tous les chirurgiens et les recherches récentes d'Heidenhain (V. p. 36). Le muscle est-il tant soit peu suspect, on doit le réséquer et, au besoin, l'enlever. Enfin, nous conseillons la toilette du creux axillaire.

Sur ce dernier point, si important, il y a désaccord entre les chirurgiens. Quelques-uns ne veulent fendre l'aisselle et extirper les ganglions que si ces derniers sont manifestement altérés. Les autres préconisent le curage systématique.

Nous pensons que, dans la très grande majorité des cas, il faut éviter de se montrer trop parcimonieux, de crainte de laisser échapper quelques petits ganglions déjà malades, quoique non perceptibles sous la peau.

Le curage méthodique de l'aisselle procure, au contraire, des guérisons définitives dans la proportion de 10 pour 100, et parfois davantage. Cet heureux résultat tient, en effet, à la fréquence de la récidive dans les ganglions.

Kœnig en a donné une preuve irréfutable : sur 26 cas analogues où cliniquement l'adénopathie axillaire paraissait nulle, il fait 13 fois le curage de l'aisselle et 13 fois il le néglige. La première série d'opérées donne 46 pour 100 de guérisons durables, la seconde seulement 23 pour 100. Il faut donc poser en règle l'évidement de l'aisselle.

Toutefois, nous admettrons quelques exceptions ; après ouverture de l'aisselle et exploration directe, s'il s'agit de carcinome *tout au début*, et si l'on ne trouve sous le doigt ni la moindre induration des tissus, ni le plus petit ganglion, on peut ne pas pousser plus loin la dissection. La guérison définitive n'en survient pas moins (V. p. 180).

Ces règles générales de l'intervention chirurgicale étant posées, nous n'insisterons que sur quelques points du manuel opératoire.

C'est toujours au bistouri qu'on pratique l'amputation de la mamelle ; le thermo-cautère et le galvano-cautère ne doivent plus être employés.

La mamelle sera *largement* circonscrite par deux incisions courbes qui, se réunissant, iront se prolonger jusque dans l'aisselle. On aura soin de *dépasser* les limites de la glande ; en dedans, il faut se rapprocher du sternum, de crainte de laisser quelques lobules qui pourraient devenir le siège d'une récidive (1). Nous insisterons une fois encore sur la dissection de l'aponévrose pectorale, recommandant d'entamer le muscle sans crainte, s'il existe le moindre point douteux (2).

Cette dissection doit se faire de haut en bas, de dedans en dehors, de façon que la mamelle reste rattachée à l'aisselle par une sorte de pédicule cellulo-graisseux, contenant tous les lymphatiques. Si le sein est volumineux, il est plus

(1) « Sur 20 mamelles, nous avons rencontré 5 fois un véritable prolongement sternal, sorte de languette effilée qui s'arrêtait à 2 ou 4 travers de doigt de la ligne médiane et qui, dans un cas, venait même se mettre en rapport avec la face antérieure du sternum, à la hauteur du quatrième espace intercostal. » (RIEFFEL).

(2) Stilis, assistant de Chiene, d'Édimbourg, recommande, pour s'assurer de l'ablation totale des points malades, le procédé suivant : la pièce est lavée abondamment avec de l'eau ordinaire, afin d'enlever toute trace de sang. On la plonge alors dans une solution aqueuse d'acide azotique à 5 pour 100; elle y reste dix minutes; on la soumet ensuite, pendant cinq autres minutes, à un fort courant d'eau; enfin, on l'immerge pendant deux ou trois minutes dans de l'alcool méthylique non dilué. Tout point cancéreux devient opaque, le tissu fibreux prenant l'aspect d'une masse homogène, gélatineuse, translucide. L'examen dure à peine un quart d'heure, peut être pratiqué au cours de l'opération et permet de déceler le moindre petit noyau sur la surface de section. Chiene a pu ainsi découvrir dans deux cas un foye néoplasique gros comme une tête d'épingle sur la surface de section d'un sein amputé. — Ce procédé est aussi recommandé par Dennis, de New-York.

commode de s'en débarrasser de suite en section-
nant le pédicule, que l'on reprend ensuite. Si la
mamelle ne gêne pas par son poids, il est préférable de la laisser appendue au pédicule, qu'une
dissection attentive poursuit dans le creux axillaire aussi haut que possible, jusqu'au paquet
vasculo-nerveux (1). La toilette de l'aisselle est
ainsi complète. Le bord saillant du grand pectoral est souvent une gêne; il faut le contourner
avec soin pour extirper tout le tissu cellulaire
qui tapisse la face profonde du muscle à ce
niveau; au besoin, on n'hésitera pas à le sectionner, pour se donner du jour, quitte à le suturer
ensuite. Cette section temporaire permet la dissection soigneuse du paquet vasculo-nerveux
jusque sous la clavicule, et il n'est pas rare de
trouver des ganglions à ce niveau. Si une des

(1) Kuster recommande, pour éviter les paralysies musculaires, de ne pas sectionner les nerfs au cours de la dissection. En ouvrant l'aisselle, on aura soin de disséquer la peau
en avant jusqu'à ce que les bords des deux pectoraux soient
visibles.

En arrière, on découvre avec précaution le bord du grand
dorsal; le couteau ne doit pas l'entamer, de crainte de couper le nerf. On cherche dans la profondeur les vaisseaux
scapulaires et en dedans d'eux les nerfs, que l'on isole; le
nerf du grand dorsal est facilement trouvé. Le curage de
l'aisselle peut alors s'effectuer sans danger et sans crainte
de sectionner une fibre nerveuse importante.

grosses veines de la région,. voire la veine axillaire, est flanquée de ganglions difficiles à isoler, on en pratiquera la résection.

Doit-on, si l'étendue des lésions l'exige, avoir recours à de plus grands délabrements? La désarticulation de l'épaule, pratiquée une fois avec succès par Esmarch, ne mérite pas d'être recommandée. Nous en dirons autant de la résection de l'artère axillaire, bien que Julliard, Watson Cheyne et Weil y aient eu recours sans grand inconvénient.

Du côté de la paroi thoracique, nous ne pouvons admettre l'ablation du grand pectoral que dans des cas exceptionnels. Quant à la résection de la paroi thoracique elle-même, elle n'est jamais à conseiller ; tout cancer qui semble la nécessiter doit dès lors être considéré comme inopérable. Pourtant, des chirurgiens, pour des tumeurs analogues au carcinome du sein, n'ont pas craint d'aller plus loin encore et d'aborder le poumon. Kronlein (1884) extirpe un morceau de poumon dégénéré consécutivement à un sarcome récidivé de la paroi thoracique. Il n'y eut aucun accident opératoire et la malade, jeune fille de 18 ans, guérit complètement. Weinlechner (1882) fut moins heureux :

opérant un myxochondrome volumineux du thorax, il trouve le lobe moyen du poumon droit envahi sur une étendue de 7 à 8 centimètres. Il en pratique l'ablation complète et enlève même quelques noyaux dans le lobe supérieur. La malade succombait 24 heures plus tard.

Faut-il réunir? Cette question est aujourd'hui résolue par l'affirmative ; jamais il n'a été prouvé que la suppuration d'une amputation du sein donnât autre chose que des érysipèles, des broncho-pneumonies infectieuses ou une septicémie aiguë. On recherchera la réunion primitive et, pour l'obtenir, il ne faut pas craindre de tirer sur la peau, qui prête plus qu'on ne croirait. Les plus larges brèches sont souvent comblées entièrement, pour peu que la malade ait de l'embonpoint. Le drainage est de rigueur dans tous les cas, si, comme nous le recommandons, on opère largement en ouvrant et en curant l'aisselle.

Le pansement sera aseptique : la peau du sein est très sensible à l'iodoforme et au salol, qui doivent être négligés autant que possible. A défaut de gaze aseptique, on pourra employer de la gaze salolée, moins irritante que l'iodoformée. Une solide compression, et l'immobilisation du bras assureront la réunion primitive.

La guérison opératoire obtenue, il est d'usage de prescrire un traitement général, dit antidiathésique. M. le professeur Verneuil, tout récemment encore, insistait, à la Société de Chirurgie, sur les bons résultats qu'il en a obtenus ; il accorde la préférence à l'arsenic sous forme de liqueur de Fowler et aux alcalins. D'autres chirurgiens ont préconisé d'autres médicaments en général peu acceptés ; c'est ainsi que Labbé proposait dernièrement, et d'ailleurs sous les plus grandes réserves, la teinture de condurango que lui avait recommandée un vieux chirurgien de l'Amérique du Sud (1).

Traitement des carcinomes inopérables. — En présence d'un carcinome inopérable, le chirurgien cherchera à soulager la patiente en calmant la douleur et en désinfectant la plaie constamment souillée par l'ichor cancéreux. Contre la douleur, les injections sous-cutanées de morphine agissent presque seules, encore ne triomphent-elles pas toujours de l'acuité des souffrances.

(1) Nous ne parlerons pas de la castration, proposée par Schinzinger comme moyen destiné à supprimer les récidives en arrêtant toute nouvelle évolution de la glande mammaire.

La désinfection de la plaie a un double but :
éviter la complication infectieuse (érysipèle,
abcès, etc.) et supprimer l'écoulement ichoreux
ou tout au moins en annihiler les principaux
effets : fétidité et irritation. Les poudres absor-
bantes et antiseptiques seront employées de préférence; la poudre de L. Championnière donne les
meilleurs résultats.

En voici la formule :

<pre>
Poudre d'iodoforme.............)
   —   de quinquina .... }
   —   de benjoin............ .. } ãã 100 gr.
   —   de carbonate de magnésie)
Essence d'eucalyptus.............   12 gr. 50
</pre>

Parmi les autres médicaments préconisés,
nous recommandons l'aristol et le camphre. Le
premier produit comme une sorte de dessiccation
de la plaie, qui paraît se cicatriser; dans deux
cas, nous avons obtenu un résultat local presque
merveilleux. Le camphre convient aussi dans les
ulcérations anfractueuses et profondes, dont le
nettoyage est d'autant plus difficile que les
hémorragies surviennent au moindre attou-
chement; grâce à son odeur pénétrante, la fétidité de la plaie disparaît en partie.

Comme nous venons de le dire, au cours d'un

pansement ou même d'emblée surviennent fréquemment des hémorragies.

Quand leur existence est liée à la présence de
fongosités, on peut faire une sorte de curettage
de l'ulcération, opération analogue à celle préconisée pour les cancers inopérables et saignants
de l'utérus. Si l'hémorragie est due à la rupture
d'un vaisseau en plein tissu lardacé, il faut avoir
recours à la compression directe, seul procédé
efficace; dans ces cas, il peut être utile de détruire,
soit au thermocautère, soit avec les caustiques,
les surfaces ulcérées causes d'hémorragie, voire
même d'enlever un segment de la tumeur par
ces mêmes procédés.

Un cancer inopérable est justiciable de toute
tentative, de tout essai. Sans doute, nous ne
recommanderons pas l'infection de l'ulcération
par le streptocoque; l'inoculation de microcoques
de Fehleisen, expérimentée par quelques chirurgiens allemands, n'a pas d'action puissante sur les
éléments cancéreux, mais, en revanche, contribue
manifestement à abréger la vie des malades. Le
remède, si remède il y a, est donc pire que le
mal.

Plus recommandable est l'emploi de la pyoc-
tanine, qui paraît avoir donné des succès entre

les mains de Mosetig-Moorof et de quelques autres chirurgiens. A Paris, les résultats espérés n'ont pas été obtenus. On peut, en tout cas, l'essayer en désespoir de cause : on l'injecte en solution à 1/100 au sein des tissus cancéreux, à la dose de 2 à 5 grammes, et les injections sont répétées plusieurs fois : les symptômes fonctionnels s'amenderaient rapidement et la tumeur reviendrait sur elle-même.

L'électricité a été aussi préconisée, soit comme palliatif, soit même à titre curatif. Inglis Parsons, entre autres, prétend arrêter le développement du cancer par les courants voltaïques interrompus. Voici, d'ailleurs, comment il procède : la malade est endormie, et l'on fait passer le courant à travers la tumeur et dans les tissus voisins, au moyen de fines aiguilles. L'auteur emploie une batterie de 60 éléments, avec une force électromotrice de 105 volts. Le courant a, au début, une intensité de 10 milliampères et doit être augmenté graduellement jusqu'à 600 milliampères; il doit passer à travers la tumeur de 50 à 100 fois, suivant les circonstances.

D'autres électriciens emploient des procédés différents; les décrire serait leur attacher une importance que nous ne leur reconnaissons pas.

DES RÉCIDIVES

Après amputation de la mamelle, le chirurgien et sa malade devront surveiller de très près la région opératoire, afin de déceler, dès son apparition, la présence d'une récidive. Nous savons que, malgré les sacrifices les plus étendus, le carcinome reparaît, repullule sur place dans l'immense majorité des cas. La cause de la récidive est assurément une ablation incomplète des tissus envahis ou peut-être une greffe cancéreuse.

Faut-il attacher une grande importance à cette dernière? Elle est certainement possible, mais nous la croyons rare. Sabatier recommande, pour l'éviter, de ne pas morceler la tumeur; le conseil est sage, mais peut-être inutile, la glande étant toujours largement enlevée avec la tumeur qu'elle contient. Donitz change tout instrument qui a

touché à la néoplasie et, par cette simple précaution, n'aurait plus de récidive dans la cicatrice.
Ce résultat est brillant, mais pourrait bien être le
fait d'une de ces séries qu'on observe si fréquemment en chirurgie.

Malgré les plus grandes précautions, le chirurgien verra survenir la récidive, qui peut apparaître d'ailleurs à une époque variable. Rieffel a
fait le relevé de 687 cas à ce point de vue et
trouvé les résultats suivants :

Récidive dans la 1re quinzaine.... 35 fois ou 5,09 pour 100.
    —   dans le 1er mois........ 91   —   13,24   —
    —   après la fin du 1er mois.. 561   —   67   —

Pour Winiwarter, c'est dans les premières
semaines que se font les deux tiers des récidives.
Fink pense que la moitié paraissent dans les
quatre premiers mois et Hildebrand dans les six
premiers. D'un relevé portant sur 478 observations, Gross conclut que la récidive se montre :

Dans les 3 premiers mois dans 44,14 pour 100 des cas.
Après 12 mois dans 15,5   —   —
Après 3 ans dans........... 2,32   —   —

Ces statistiques ne sont pas d'un grand intérêt
et ne peuvent être d'aucune utilité pratique. Il
suffit de savoir que trois éléments principaux

influent sur l'apparition de la récidive : 1° l'âge de la malade ; 2° la variété histologique du carcinome ; 3° l'étendue des lésions. Comme le disait encore récemment Daniel Mollière au congrès de chirurgie (1888), la gravité du cancer et la rapidité des récidives sont en raison inverse de l'âge des malades. L'examen histologique de la tumeur donnera encore un excellent élément de pronostic ; l'encéphaloïde, par exemple, paraît récidiver plus facilement et plus vite que le squirrhe. Enfin, l'étendue des lésions, comme bien on pense, doit tenir une large place dans la portée du pronostic ; l'adhérence au grand pectoral, l'adénopathie axillaire, *a fortiori* sus-claviculaire, feront redouter une récidive rapide.

La récidive se montre sous des aspects un peu différents, suivant qu'elle survient dans la plaie même ou qu'elle se développe après cicatrisation complète. Dans l'un et l'autre cas, elle offre ce caractère particulier d'être ordinairement multiple, alors que la tumeur primitive est presque toujours unique.

Quand elle paraît dans la plaie, on remarque une ou plusieurs petites plaques, parfois végétantes, de couleur grisâtre, indurées ou molasses, tranchant toujours sur le ton rosé des bourgeons charnus. Ces plaques, ces végétations s'étendent rapidement, se réunissent entre elles et reconstituent ainsi une nouvelle masse néoplasique à évolution le plus souvent aiguë.

Après cicatrisation, les noyaux de récidive se montrent au niveau et autour de la cicatrice ou dans la profondeur de l'aisselle. Ils peuvent occuper l'épaisseur de la peau et faire saillie à sa surface ou se développer vers la profondeur, tendant à adhérer au grand pectoral. Dans ce dernier cas, ce n'est que par hasard ou grâce à une exploration attentive qu'on les découvre. La tumeur de récidive se montre sous forme de nodules petits, vaguement arrondis, durs, adhérents soit à la peau, soit aux tissus profonds. L'évolution en est rapide le plus souvent et le volume en devient bientôt considérable.

Quand elle est ganglionnaire, la récidive présente les caractères ordinaires de l'adénopathie carcinomateuse.

A quelle époque doit-on escompter la guérison définitive? « Lorsqu'après l'opération, dit Volkmann, une année entière s'est écoulée sans que l'examen minutieux puisse démontrer une récidive locale, des tuméfactions ganglionnaires ou des symptômes d'affections internes,

on est en droit d'espérer une guérison durable ;
celle-ci est ordinairement certaine après deux
ans révolus ; après trois ans, elle est certaine
presque sans exception. » Telle est la loi dite de
Volkmann, avec raison généralement acceptée.
Les récidives survenues plus de trois ans après
l'opération sont cependant plus fréquentes que
ne tendrait à le faire croire Volkmann. En
fait, la guérison n'est jamais certaine et la science
compte des exemples remarquables de récidive
tardive. Tel le fait d'Eug. Bœckel : une femme
amputée de la mamelle en 1827 présente une
récidive 29 ans plus tard ; elle fut réopérée et ne
mourut que 9 ans après, à l'âge de 86 ans.

La marche de ces récidives tardives peut être
essentiellement différente ; tantôt, disent Kœnig
et Rieffel, le carcinome ne sort pour ainsi dire
qu'un instant de sa longue léthargie, tantôt son
réveil est terrible. Kœnig cite deux cas où il a
pu observer ces deux évolutions si nettement
différentes. Dans le premier, il s'agit d'une
demoiselle opérée en 1875 par Rosenbach d'un
carcinome mammaire dont la nature était parfaitement établie ; en 1883, on trouva un nodule
qui resta très petit et fut reconnu carcinomateux après ablation ; en 1885, nouveau nodule.
Dans l'autre observation, Kœnig pratique pour

un carcinome alvéolaire l'amputation de la mamelle avec évidement du creux de l'aisselle qui ne contient pas de ganglions; 10 ans et demi après, en 1888, il trouve une tuméfaction dans le creux sus-claviculaire et assiste à une récidive colossale à marche extrêmement rapide.

En présence d'une récidive, il faut intervenir promptement et largement toutes les fois qu'il reste l'espoir d'enlever en entier les noyaux carcinomateux. Si une deuxième, une troisième récidive se montrent, on les poursuivra encore, en se souvenant que, après plusieurs ablations successives, des malades ont pu rester radicalement guéries ou tout au moins obtenir une survie considérable.

SARCOME

Le sarcome de la mamelle est relativement rare et forme à peine le dixième des tumeurs de cette glande. Longtemps confondu avec le carcinome encéphaloïde, il n'a pu être isolé et décrit avec détail que grâce aux progrès de l'histologie ; cliniquement, le diagnostic est parfois impossible avec l'encéphaloïde. Dans ces cas, le microscope seul peut trancher la difficulté.

ANATOMIE PATHOLOGIQUE. — *Aspect macroscopique de la tumeur. — Lésions de voisinage. — Généralisation.* — La division des sarcomes en diffus et circonscrit, donnée par Virchow, est généralement abandonnée. On s'accorde à reconnaître qu'entre ces deux variétés il y a simplement une question de volume et de dimension. Le sarcome circonscrit n'occupe qu'un segment de la glande, le diffus se développe dans une zone plus étendue, mais très probablement sans envahir le sein en totalité ; l'un est petit et offre une marche lente, l'autre atteint rapidement un volume considérable. Tous deux possèdent au début une capsule d'enveloppe et tous deux peuvent infiltrer cette dernière, détruire et envahir ensuite les tissus voisins.

Unique ou exceptionnellement multiple, la tumeur sarcomateuse présente une surface irrégulière, formée par de grosses lobulations, et se trouve entourée d'une sorte de capsule fibreuse qui permet de la séparer facilement de tous les tissus voisins. Son volume est variable, souvent considérable ; Velpeau cite un sarcome de 20 kilogrammes, de Wezyk un autre de 23 livres. Nous avons observé nous-même un sarcome plus gros qu'une tête d'adulte ; quand la malade qui le portait était assise, la tumeur pendante semblait reposer sur la cuisse.

La consistance de la tumeur est en rapport avec les éléments histologiques qui entrent dans sa composition ; ferme et résistant dans le sarcome fasciculé, le tissu devient mou dans l'encéphaloïde.

A la coupe, le sarcome présente une coloration d'un blanc grisâtre, rosée par endroits ; çà et là,

quelques points jaunes, dus non à du tissu adipeux
englobé dans la tumeur (comme il arrive dans le
carcinome), mais à une dégénérescence granulo-
graisseuse. Assez fréquemment, on trouve des
îlots de substance ayant subi des transformations
diverses, muqueuse, calcaire, cartilagineuse ou
osseuse. Mais ce qui attire le plus l'attention, ce
sont soit de grandes lacunes ou fissures, soit
des cavités kystiques dont le nombre et le volume
sont des plus variables.

Tandis que certaines tumeurs en sont complètement dépourvues, d'autres en présentent un
nombre considérable ; ordinairement, il existe
plusieurs kystes au sein d'un sarcome. Ces kystes
sont dus à l'élargissement des acini et des canaux glandulaires, et renferment un liquide muqueux ayant parfois l'apparence du lait. Du
volume d'une noix à un œuf en moyenne, ils
contiennent jusqu'à 1 litre de liquide, ainsi qu'en
témoigne un cas de Gosselin, rapporté par Labbé
et Coyne.

Presque toujours, la cavité kystique renferme
une ou plusieurs végétations plus ou moins pédi-
culées, multi-mamelonnées, en choux-fleurs, de
consistance souvent mollasse et dont le volume
peut dépasser celui d'une orange.

Il existe, en outre, d'autres cavités, justement

nommées pseudo-kystes, dues à un ramollissement partiel de la tumeur ; dépourvus de toute membrane limitante, ces pseudo-kystes contiennent des débris cellulaires et du sang normal plus ou moins modifié.

L'accroissement de la tumeur se produit par la multiplication de ses éléments. Si la prolifération est peu active, la croissance sera lente et la capsule fibreuse opposera une barrière longtemps infranchissable. A une période avancée, ou très rapidement, dans les formes envahissantes, la capsule se laisse infiltrer à son tour, cède, et dès lors les tissus voisins sont envahis par les éléments sarcomateux.

La peau s'ulcère par deux mécanismes différents : tantôt, trop distendue par la tumeur, elle se sphacèle ; tantôt, et le plus rarement, elle adhère à la masse sarcomateuse, qui la pénètre et la détruit.

Les tissus profonds sont envahis de proche en proche, sans qu'une partie soit jamais englobée par le sarcome, ainsi qu'on l'observe dans le carcinome. Les vaisseaux qui traversent la tumeur sont altérés ; plus ou moins dilatés, ils se laissent infiltrer par les éléments sarcomateux ; les veinules, les veines et parfois les artérioles sont ainsi atteintes par la prolifération néoplasique.

Le système lymphatique reste, pour ainsi dire,
indemne. C'est par la voie veineuse que se fait la
généralisation, et c'est pourquoi les poumons
sont le siège le plus fréquent des noyaux secondaires. S.-W. Gross donne une statistique de
52 cas suivis de généralisation ; celle-ci s'est faite :

Dans les poumons	10	fois.
— le foie	4	—
— le cerveau	3	—
— la dure-mère	1	—
— la plèvre	1	—
— le médiastin	1	—
— le cœur	1	—
— le tissu rétro-péritonéal	1	—
— le rein	1	—
— les muscles	1	—
— les os	1	—

Lésions microscopiques. — Histologiquement,
l'on doit admettre deux grandes variétés de sarcomes du sein, suivant que l'hyperplasie du tissu conjonctif existe seule, ou que l'élément glandulaire se
développe concomitamment. La première variété
comprend les sarcomes purs, formes rares, la
seconde les adéno-sarcomes, formes communes.

On peut supposer que les sarcomes purs ont
leur point de départ dans le tissu conjonctif
périglandulaire et refoulent la glande mammaire
sans la pénétrer ; ainsi s'explique l'absence du
moindre acinus sur les coupes. Les adéno-sar-

comes, au contraire, se développent au sein du tissu conjonctif interacineux, en pleine glande ; dès lors, on comprend aisément l'englobement des acini par les éléments sarcomateux.

Sarcomes purs. — Les sarcomes purs dé la mamelle présentent les mêmes caractères que ceux des autres régions et se montrent sous leurs deux formes principales : 1° le sarcome à cellules rondes (globo-cellulaire, encéphaloïde, tumeur embryoplastique), caractérisé par de petites cellules arrondies, à noyau assez volumineux, une substance intercellulaire à peine appréciable et des vaisseaux embryonnaires ; 2° le sarcome fasciculé (tumeur fibroplastique, sarcome fusocellulaire), facilement reconnaissable à ses éléments cellulaires allongés, fusiformes, disposés en faisceaux orientés de diverses façons ; la substance intercellulaire et les vaisseaux présentent les mêmes caractères que dans la forme précédente.

Des variétés histologiques nombreuses ont été signalées ; ainsi, Billroth cite un cas de sarcome médullaire contenant des fibres musculaires striées ; Delbet et nous-même avons observé un myxosarcome ; Schmidt a rassemblé 11 cas d'angiosarcome.

Adéno-sarcomes. — C'est presque toujours sous la forme d'adéno-sarcome que se présente le sarcome du sein. Dans le sarcome pur, la glande mammaire, refoulée par la tumeur, ne prend aucune part à la constitution de celle-ci; dans l'adéno-sarcome, au contraire, les éléments glandulaires, englobés par les éléments sarcomateux, probablement par suite d'une irritation de voisinage, se dilatent, s'hypertrophient, augmentent de nombre et de volume.

Sur une coupe, à un faible grossissement, on voit le tissu pathologique comme creusé de nombreuses cavités ou espaces vides, limités par des lignes sinueuses, tranchant par leur coloration sur les parties voisines.

A un grossissement plus fort, il est facile de se rendre compte que ces lignes, fortement colorées, qui bordent les espaces cavitaires de la tumeur, sont constituées par des cellules épithéliales prismatiques, fréquemment cylindriques et rangées sur une ou deux, plus souvent sur trois, quatre, et même cinq et six couches.

Ces cavités et ces surfaces épithéliales répondent évidemment à l'élément glandulaire du sein plus ou moins déformé. On peut, en effet, à côté d'espaces cavitaires, d'un diamètre considérable, et où il est difficile de reconnaître le tissu propre de la glande transformé, apercevoir de véritables tubes glandulaires ayant conservé leur texture et leur aspect normal, se présentant sous forme de conduits plus ou moins longs, sans cavité appréciable, à cause de l'accolement exact de leurs parois opposées, et plusieurs fois divisés à l'une de leurs extrémités, rappelant, en un mot, l'aspect d'un canal glandulaire aboutissant à un acinus.

Ailleurs, les parois du tube s'écartent l'une de l'autre; elles paraissent en même temps comme soulevées par des mamelons plus ou moins nombreux, comme si le tissu qui les entoure tendait à faire saillie dans leur cavité.

Plus loin, enfin, ces espaces glandulaires sont devenus absolument méconnaissables : d'une part, en raison de la dilatation énorme qu'ils ont subie, et, de l'autre, par la saillie dans leur intérieur de bourgeons de plus en plus volumineux.

La présence de l'épithélium que nous avons décrit plus haut est le seul point commun qui existe entre elles et permette de rapprocher les unes des autres ces diverses formes d'une même lésion.

Entre ces trois degrés, d'ailleurs, on peut observer tous les degrés intermédiaires, ne différant entre eux que par la dilatation plus ou moins grande des cavités, ou le bourgeonnement plus ou moins considérable des parois.

D'une façon générale, on peut dire que plus le développement de la tumeur aura été rapide, ou

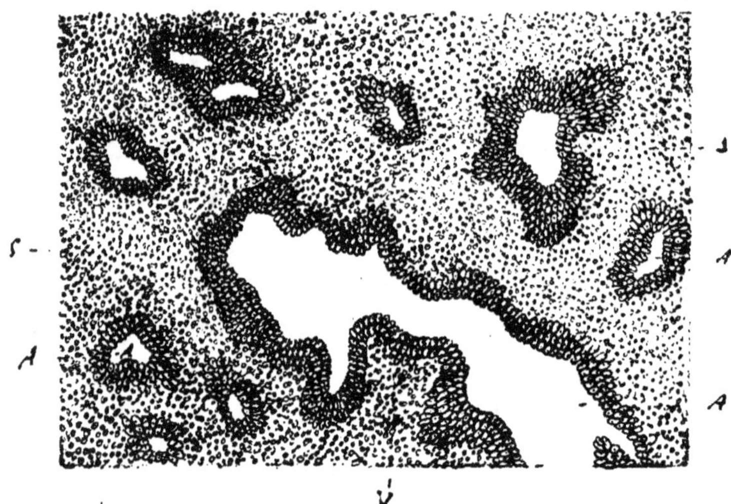

ADÉNO-SARCOME DU SEIN A PETITES CELLULES.

S. Tissu sarcomateux.
A. Acini hypertrophiés dont l'épithélium a proliféré.
V. Bourgeon du tissu sarcomateux qui tend à se développer dans la cavité de l'acinus pour former une végétation.

plus on l'examinera à une époque éloignée de son début, moins on retrouvera de tubes glandulaires d'aspect à peu près normal; plus considérables, au contraire, seront les espaces cavitaires et le bourgeonnement des parois.

Le tissu intermédiaire aux acini et aux con-

duits excréteurs dilatés, celui qui forme les bourgeons proéminant dans l'intérieur de ces derniers, est uniquement constitué par des éléments
sarcomateux. Ceux-ci se montrent sous leur forme
ordinaire de cellules rondes, de cellules fusiformes ou encore de myéloplaxes, ces trois types
souvent associés. Suivant la variété des cellules qui
constituent le stroma sarcomateux, on a divisé les
sarcomes en trois grandes classes : 1° les sarcomes à cellules rondes; 2° les sarcomes à cellules
fusiformes; 3° les sarcomes à myéloplaxes.

Labbé et Coyne ont tout particulièrement étudié la membrane limitante de l'acinus qui, d'après
ces auteurs, peut présenter deux états différents :
tantôt, elle a disparu et se trouve remplacée
par des éléments fibro-plastiques accumulés en
grand nombre et concentriques au revêtement
épithélial intérieur; tantôt, elle est épaissie,
plus visible et ressort sur le plan de la coupe.
« D'autre part, si les éléments fuso-cellulaires
du sarcome viennent s'implanter sur la face
externe de la membrane limitante, comme autant
d'aiguilles, et la hérissent comme une pelote, la
cavité glandulaire revêt plus particulièrement la
forme d'une fente lacunaire; tandis que, au
contraire, lorsque les éléments fibro-cellulaires
sont concentriques à la cavité glandulaire, cette

dernière est plutôt dilatée dans tous les sens et son calibre largement ouvert. La première variété donne lieu à la production de kystes et de végétations intra-kystiques, la seconde aux immenses fentes lacunaires. » (Labbé et Coyne).

Quoi qu'il en soit de cette pathogénie des kystes et des végétations intra-kystiques, il suffit de retenir qu'il y a dilatation des acini et des canaux galactophores et que, grâce à une prolifération active, le tissu sarcomateux pousse dans leur intérieur des prolongements, des bourgeons qui constituent les végétations visibles à l'œil nu.

L'épithélium des acini, les éléments sarcomateux et la substance fondamentale peuvent subir diverses dégénérescences. L'épithélium, après avoir proliféré, est souvent atteint de dégénérescence granulo-graisseuse, ou muqueuse. Les cellules sarcomateuses tombent également en dégénérescence granulo-graisseuse, formant ainsi ces îlots jaunâtres, d'apparence graisseuse, signalés plus haut ; fréquemment, elles deviennent colloïdes ou se ramollissent et produisent ainsi les pseudo-kystes. La substance fondamentale subit parfois la transformation muqueuse (adéno-myxosarcome), ou s'infiltre de sels calcaires, ou, plus exceptionnellement, donne naissance à du tissu cartilagineux, ostéoïde ou même osseux.

La vascularisation de la tumeur est fréquemment très riche ; les vaisseaux artériels sont rares et petits, mais les veines acquièrent des dimensions souvent considérables, pouvant donner naissance à des sortes de petits lacs sanguins à l'intérieur de la masse morbide. Les parois vasculaires subissent parfois les dégénérescences graisseuses ; ainsi s'expliqueraient déjà les ruptures vasculaires et les hémorragies interstitielles. Mais celles-ci sont dues surtout à la fragilité des nombreux vaisseaux embryonnaires qui sillonnent le tissu sarcomateux. N'ayant d'autres parois que celles des cellules sarcomateuses elles-mêmes, ils se rompent avec la plus extrême facilité et donnent ainsi lieu à des hémorragies interstitielles.

L'élément vasculaire peut atteindre un développement extrême, ainsi qu'il arrive dans le sarcome télangiectasique, variété rare, mais quelquefois observée.

La forme des cellules sarcomateuses, leurs dégénérescences variées, les transformations diverses de la substance intercellulaire, la présence ou l'absence de kystes, permettent d'établir dans la classification anatomo-pathologique des sarcomes un certain nombre de divisions et de subdivisions dont l'intérêt pratique est d'ailleurs très contestable. Dans la statistique qu'il a dressée, Gross cherche à fixer le pourcentage de chacune des variétés et sous-variétés ainsi constituées. Le sarcome à cellules fusiformes est le plus fréquent et forme 68 pour 100 des cas ; le sarcome à petites cellules rondes ne se rencontre que dans la proportion de 27 pour 100, et celui à grandes cellules atteint à peine le chiffre de 5 pour 100. Les kystes avec ou sans végétations existent dans la moitié des tumeurs.

Quant aux transformations de la substance intercellulaire, elles sont assez rares, et Gross donne de ses recherches les résultats suivants :

12, 80 pour 100 sont myxoïdes.
7, 69 — — télangiectasiques.
2, 56 — — ostéoïdes.
2, 56 — — cartilagiheux.
1, 21 — — lymphoïdes.
1, 21 — — mélaniques ou pigmentés.

Récidive et généralisation. — La récidive se fait *in situ*. Si la capsule fibreuse n'est pas envahie lors de l'ablation de la tumeur, la récidive tient à son incomplète extirpation ; quelques éléments sarcomateux abandonnés avec ses débris dans la plaie continuent à proliférer. Si elle était déjà infiltrée, la repullulation de la masse néoplasique se fait dans la *zone de l'affection latente* (Virchow). Cette zone, concentrique et de limites fatalement indécises, est beaucoup plus étendue que peut le donner à penser la tumeur elle-même et doit être largement dépassée, si l'on veut obtenir une guérison durable.

La récidive ne présente plus le moindre élément glandulaire et est toujours constituée par du tissu sarcomateux pur, dont le type est semblable à celui de la tumeur primitive.

Bien plus fréquentes qu'on ne croit sont les récidives de sarcomes. Schuoler donne la proportion de 25 pour 100; Gross arrive à des résultats plus alarmants qu'on peut résumer dans le tableau suivant :

	RÉCIDIVE	GÉNÉRALISATION
Sarcomes fuso-cellulaires.	65,10 pour 100	20,40 pour 100
— à cellules rondes..........	60 —	25 —
— à grandes cellules.........	57,14 —	0 —
— non kystiques..	64,58 —	25 —
— kystiques.........	51,16 —	11,62 —

Les chiffres précédents ne sont peut-être pas justes quant à la généralisation, car ils ne sont pas basés uniquement sur des autopsies.

Sur 20 cas où les malades sont mortes de la première opération ou après opération secondaire, Gross a trouvé des noyaux métastatiques 12 fois, c'est-à-dire dans la proportion de 60 pour 100. Muller, se basant sur 102 autopsies de sarcomes de divers organes, donne une proportion de 63,7 pour 100 de métastase.

ÉTIOLOGIE. — Le sarcome du sein peut se rencontrer à tout âge, mais survient de préférence entre 30 et 50 ans, ainsi que le démontre la statistique de Gross; sur 148 cas, cet auteur trouve :

```
 1 sarcome survenu à l'âge de  9 ans.
14 sarcomes  survenus. entre 10 et 19 ans.
16       —              —     20 et 29  —
40       —              —     30 et 39  —
39       —              —     40 et 49  —
23       —              —     50 et 59  —
14       —              —     60 et 69  —
 1 sarcome survenu à l'âge de 75 ans.
```

Le sarcome fuso-cellulaire s'observe, d'après lui, de préférence chez l'adulte, alors que la glande est dans toute son activité ; le sarcome à myéloplaxes et à cellules rondes serait l'apanage des femmes âgées. Avant 20 ans, on ne rencontrerait guère que des sarcomes fuso-cellulaires ; sur 15 cas survenus de 9 à 19 ans, 14 appartenaient à celte variété.

Le célibat, la stérilité, ne paraissent avoir aucune importance étiologique.

On a vu des sarcomes subir une augmentation rapide pendant une grossesse ou lors de la lactation. La menstruation pourrait influer, différemment du reste, sur la marche des sarcomes ; Gross relève dans sa statistique 3 cas dans lesquels la tumeur augmentait de volume au moment des règles et 2 autres où elle diminuait.

Assez fréquemment on peut noter l'existence antérieure d'un fibrome.

Le sarcome siège indistinctement dans les deux mamelles ; plus souvent on le rencontre à gauche, d'après Schuoler. Rarement il constitue plusieurs tumeurs ; Gross, sur 156 cas, en trouve 10 multiples ; deux fois les deux seins étaient pris simultanément et dans un de ces cas une mamelle contenait quatre tumeurs et l'autre une seule.

Symptomatologie. — Le sarcome débute insidieusement par une petite tumeur dure, mobile, roulant sous le doigt, non douloureuse, dont le diagnostic est toujours impossible, les caractères qu'il présente alors étant ceux de toute tumeur bénigne. Parfois, des névralgies, une vague sensation douloureuse, attirent l'attention de la malade sur son sein, dans lequel elle découvre une grosseur à peine appréciable.

Lentement et progressivement ou plus rapidement, par poussées successives, la tumeur augmente de volume, peut devenir douloureuse et s'accompagne assez souvent d'écoulement par le mamelon.

Le volume est souvent considérable, le sarcome formant les plus grosses tumeurs du sein. Il atteint fréquemment la dimension d'une tête de fœtus et dépasse aussi quelquefois celui d'une tête d'adulte ; témoin le cas de Wezyk, où la tumeur présentait $0^m,80$ de circonférence, $0^m,20$ de haut, $0^m,24$ de large. La peau n'offre aucun changement de coloration notable dans la très grande majorité des cas. Si le sarcome est volumineux, elle prend une teinte rouge violacé, bleuâtre ou même livide, plus accentuée en des points répondant à des bosselures de la masse sarcomateuse, et présente ce caractère presque pathognomonique de ne pas adhérer à la tumeur. Elle glisse au-devant d'elle, peut être prise entre les doigts et ne donne pas l'aspect de la peau d'orange, qui est de règle dans le carcinome. Ce n'est point à dire que l'adhérence n'existe jamais, mais elle ne survient que dans les sarcomes diffus et s'accompagne alors d'une immobilité relative, de vague dans les contours et presque constamment d'ulcération.

Assez fréquemment on peut constater l'existence de veines sous-cutanées formant des arborisations et des plexus parfois très développés.

Le mamelon ne se rétracte pas : il est normal ou étalé, et, dans ce dernier cas, se laisse reconstituer avec les doigts. Gross l'a néanmoins trouvé rétracté ou ombiliqué 5 fois sur 156 ; il s'agissait de sarcomes kystiques.

La palpation de la tumeur permet de percevoir l'inégalité de sa surface, qui présente de grosses bosselures, dont quelques-unes sont souvent fluctuantes ou pseudo-fluctuantes. On reconnaît encore facilement les limites nettes de la tumeur sarcomateuse et sa mobilité sur les tissus sous-jacents. Parfois, on retrouve aisément la glande refoulée, soit en dedans, soit en dehors. Si le sarcome a rompu sa capsule d'enveloppe et envahi les tissus voisins, les contours de la tumeur deviennent diffus et on constate l'existence d'adhérences superficielles et profondes (dans la proportion de 14,19 pour 100, Gross).

Le mamelon peut donner lieu, dans le dixième des cas environ, à un écoulement séreux, muqueux, transparent ou même sanguin.

Dans le sarcome télangiectasique, dans les sarcomes à marche aiguë, on trouve encore un signe, peu recherché parce qu'il est peu important et sur lequel Gross attire l'attention : c'est l'élévation de la température locale ; dans deux cas signalés par ce chirurgien, elle atteignait 100° F., contre 95 F°. du côté opposé ; dans deux autres cas de sarcomes kystiques, il existait une élévation de température appréciable à la main..

L'exploration de l'aisselle reste négative. Des 156 cas relevés par Gross, 19 seulement présentent des ganglions hypertrophiés et, sur ces 19 cas, les ganglions ne sont dégénérés que trois fois ; les autres étaient atteints d'hypertrophie simple.

A une période plus avancée survient l'ulcération ; la peau, de plus en plus tendue par la tumeur, s'amincit, prend une teinte violacée et se rompt ou se sphacèle en un point ; un liquide séreux ou séro-sanguinolent s'écoule si l'ulcération répond à une cavité kystique. Sinon, la tumeur fait hernie à travers les lèvres de la plaie et présente une masse ordinairement rougeâtre ou rosée, de consistance molle, saignant facilement.

L'ulcération sarcomateuse offre des caractères presque pathognomoniques. De forme irrégulièrement arrondie, ses bords sont amincis, de couleur violacée, *non adhérents;* un stylet passe entre la tumeur et le bord cutané de l'ulcère. L'adhérence existe cependant dans quelques cas, mais elle est exceptionnelle et ne survient qu'après la destruction de la capsule d'enveloppe de la tumeur. A travers l'ulcération de la peau font saillie soit une bosselure de la tumeur, soit des végétations fongueuses, implantées dans le fond d'une cavité kystique dont le contenu s'est vidé; ces masses sarcomateuses donnent lieu à des hémorragies répétées, augmentent de plus en plus de volume, se pédiculisent et finissent par se détacher.

Pendant longtemps, le sarcome respecte l'état général. Au reste, les troubles fonctionnels, avant l'ulcération, sont peu accentués. Les douleurs du début sont rares, exceptionnelles et méritent à peine d'être mentionnées; elles revêtent les caractères de névralgies et ne sont jamais comparables aux atroces souffrances observées parfois dans le carcinome. Très rarement spontanées ou continues, elles apparaissent de préférence au moment des règles, après un examen de la tumeur, à la suite d'un traumatisme.

A la période d'état, la tumeur ne gène souvent que par son poids, et dans la majorité des cas les douleurs sont nulles ou à peine marquées ; Gross n'a relevé leur existence que dans la proportion de 35,71 pour 100.

Parfois, le sarcome non ulcéré peut donner lieu à une élévation de température atteignant jusqu'à 38°5 (Steinberger). Verneuil a depuis longtemps attiré l'attention sur cette fièvre des néoplasmes, et il est bon d'être prévenu de son existence pour ne point commettre une grossière erreur de diagnostic.

La santé générale s'affaiblit lors de l'ulcération. L'écoulement séro-purulent dont elle est le siège, les hémorragies fréquentes auxquelles elle donne naissance contribuent à diminuer la résistance de l'organisme. L'amaigrissement survient et la malade décline de plus en plus. D'autre part, des noyaux sarcomateux peuvent apparaître dans les viscères, et la malade ne tarde pas à succomber aux progrès de la généralisation.

MARCHE, DURÉE, TERMINAISON. — L'évolution du sarcome est lente et dure parfois des années ; tel ce cas de sarcome fuso-cellulaire myxomateux végétant, cité par Robin, qui mit 6 ans pour acquérir le volume d'une noisette, grossit pendant 4 ans et atteignit la grosseur du poing, doubla ensuite en 3 ans et demi et arrivait, dans les 6 derniers mois, à peser 9 livres, 14 ans après le début. Nous avons opéré un sarcome dont la malade avait noté le début 26 ans auparavant et qui, dans les trois dernières années, avait acquis un volume supérieur à celui d'une tête d'adulte ; d'ailleurs, dans ces cas, il s'agit peut-être d'un adéno-fibrome primitif sur lequel est venu plus tard se greffer en quelque sorte un sarcome.

La durée du sarcome est donc des plus difficiles à préciser ; Gross la fixe à 81 mois. Suivant la variété histologique, la marche est un peu différente ; les sarcomes à petites cellules offrent une évolution plus rapide que les sarcomes à myéloplaxes, dont la bénignité est très grande.

Livré à lui-même, le sarcome entraîne fatalement la mort, soit par généralisation, soit par suite de l'affaiblissement continu causé par l'ulcération. Opéré à temps, il peut ne jamais reparaître. Fréquemment survient une récidive qui, extirpée elle-même, peut être suivie d'une ou plusieurs autres. La ténacité de la récidive sarcomateuse est extrême et déjoue parfois toutes les prévisions. Sarcome et chirurgien luttent à qui mieux mieux, pied à pied. Ainsi, Bryant ampute, en juillet 1883, toute une mamelle pour un sarcome globo-cellulaire et, durant les trois années suivantes, se voit obligé de pratiquer douze interventions nouvelles pour des récidives. Billroth opère un sarcome kystique et extirpe quatre récidives consécutives ; la malade reste guérie. Erichsen procède, en 1859, à l'ablation d'une tumeur kystique datant de 27 ans, et intervient à nouveau pour des récidives en 1861, 1863, 1864, 1865 et 1866 ; la malade mourut de paralysie quelques années après. Gay rapporte un fait non moins intéressant : après avoir enlevé deux sarcomes kystiques fuso-cellulaires développés dans le même sein, il voit survenir des récidives successives les années suivantes, en 1867, 1868, 1874, 1878, 1880 et 1881.

Citons encore, pour terminer la série de ces exemples curieux, l'observation remarquable de Gross : ce chirurgien fait, en octobre 1857, l'ablation d'un petit sarcome fuso-cellulaire apparu en mai ; dans le cours des seize mois suivants, il pratique deux amputations partielles de la mamelle pour deux récidives nouvelles ; en 1859, il se résout à l'amputation totale pour une troisième réapparition de la tumeur. Tout était loin d'être fini ; l'année suivante, en 1860, il n'exécute pas moins de 11 opérations successives, et en fait encore 6 autres en 1861, pour des récidives simples ou multiples. Au total, 22 interventions furent pratiquées en quatre ans pour l'ablation de 51 tumeurs récidivées.

A quelle époque survient la récidive ? Voici les résultats consignés dans la statistique de Gross : dans 57.7 pour 100, elle apparaît de 3 semaines à 6 mois, se montre après 1 an dans 28,8 pour 100 et après 2 ans dans 8,8 pour 100. Une fois, elle est survenue après 48 mois. La date moyenne de récidive est de 4 mois et 20 jours pour les sarcomes à petites cellules, 11 mois et 27 jours pour les fuso-cellulaires, 12 mois et 10 jours pour les sarcomes à myéloplaxes. La présence de kystes doit faire craindre une récidive plus précoce; ainsi :

Les sarcomes à petites cellules kystiques récidivent en moyenne après 3 mois et 4 jours.
    —   — non kystiques — — 6 — et 8 —
    — fuso-cellulaires et kystiques — — 9 mois.
    —   — non kystiques — — 16 —

DIAGNOSTIC. — Le diagnostic du sarcome repose sur les principaux caractères suivants : tumeur volumineuse, souvent bosselée, présentant fréquemment des points fluctuants ou pseudo-fluctuants, à évolution ordinairement lente, mobile, ne s'accompagnant ni d'adhérence de la peau, ni de rétraction du mamelon, ni d'engorgement ganglionnaire.

Au début, le sarcome ne peut être distingué du *fibrome*; la marche seule peut l'en différencier.

A la période d'état, on ne le confondra pas avec le *carcinome ordinaire*, dont il ne présente ni la marche rapide, ni l'envahissement des tissus voisins, ni l'adénopathie concomitante (V. p. 89). Mais il est une variété de carcinome, l'encéphaloïde, dont il faut souvent renoncer, en clinique, à faire le diagnostic d'avec le sarcome; les anciens s'y trompaient assez souvent pour que sarcome et encéphaloïde fussent confondus dans une seule et même description; seul l'examen microscopique permet de trancher la difficulté. Tout récemment encore, nous opérions une tumeur volumineuse, bosselée, mobile sur les parties profondes, ne s'accompagnant pas d'adénite axillaire, mais il est vrai légèrement adhérente à la peau; le diagnostic clinique porté fut sarcome; le microscope nous démontra qu'il s'agissait d'une tumeur épithéliale. Aussi insistons-nous particulièrement sur la nécessité de l'examen histologique de toute tumeur dont on veut avoir un diagnostic ferme.

L'*épithéliome*, et en particulier l'épithéliome dendritique, se rapproche beaucoup du sarcome ; comme celui-ci, il offre une marche lente et ne s'accompagne ni d'adhérence de la peau, ni d'engorgement ganglionnaire, tout au moins dans la majorité des cas. En faveur de l'épithéliome dendritique, on a l'écoulement sanguin par le mamelon et la multiplicité des tumeurs ; mais le sarcome multiple n'est pas une rareté et l'écoulement séreux, sanguinolent ou même sanglant (1 cas de Bryant) se voit dans les tumeurs sarcomateuses. Il n'y a guère que le volume qui, s'il est considérable, permettra de porter le diagnostic de sarcome, et encore sera-t-il sage de faire quelques réserves. En fait, le microscope peut seul affirmer la nature de la tumeur.

Le *myxome* de la mamelle est une affection assez rare dont le diagnostic peut être d'ailleurs fort délicat. De même que le sarcome, il forme une tumeur souvent volumineuse, de consistance molle, d'aspect lobulé, ordinairement assez isolable des tissus voisins, à marche relativement lente. Il n'en diffère que par sa consistance molle et tremblotante qui seule permet de le reconnaître.

La *tuberculose mammaire* peut simuler le sarcome. Dubar nous donne, de ces deux affections, un tableau comparatif auquel nous ne saurions rien ajouter : « Le sarcome et le tubercule ont comme caractères communs de se développer pendant la jeunesse et de se montrer sous la forme d'indurations circonscrites, peu mobiles, faisant corps avec la glande et offrant à leur surface des saillies mamelonnées. Mais, dans le sarcome, ces saillies sont inégales et de consistance molle, tandis que, dans les tubercules, les saillies à base large présentent à leur surface de petites éminences qui ressemblent à des grains glandulaires. La consistance du sarcome diminue rapidement au point de donner une sensation de fausse fluctuation. Les tubercules restent longtemps fermes, de consistance fibreuse. Lorsque la fluctuation existe, on la perçoit à travers une coque dure. L'engorgement ganglionnaire est précoce dans les tubercules ; il est tardif dans le sarcome et correspond à la période ulcéreuse du néoplasme. Le sarcome a une évolution rapide, le tubercule a une marche très lente. Les caractères de l'ulcération sont absolument différents. Dans le sarcome, on trouve des ouvertures larges, à bords amincis, du fond desquelles s'élèvent des végétations. Dans les tubercules, on a des orifices fistuleux, à bords fongueux, saillants, étroits, livrant passage à une suppuration spéciale. On rencontre fréquemment dans les sarcomes des cavités kystiques (cysto-sarcomes). On sent alors des bosselures molles, fluctuantes, reposant sur une base dure. On conçoit qu'une telle méprise soit possible. Mais, si l'on considère l'intégrité complète d'une partie de la glande, tandis que, dans les tubercules, toute la glande a subi une sorte d'empâtement diffus, même dans les points que n'occupe pas la tumeur, si l'on a égard à la marche différente des deux maladies, à l'absence ou aux caractères particuliers des engorgements ganglionnaires du sarcome, on arrivera à éviter l'erreur. En tout cas, on pourra user du trocart explorateur. »

Peut-on faire le diagnostic de la variété histo-logique? Gross a essayé d'établir, d'après les statistiques, les principaux caractères diffé-rentiels du sarcome fuso-cellulaire, du globo-cellulaire et du sarcome à myéloplaxes. Nous les rapportons ici, bien qu'ils ne nous paraissent pas suffisamment précis pour porter un diagnostic exact au lit du malade.

Le sarcome à cellules fusiformes survien-drait chez les femmes jeunes, s'accompagnerait de douleur, de circulation veineuse sous-cutanée ; la récidive en serait lente et la durée longue. Un âge plus avancé, l'absence ou le peu d'intensité des douleurs, la coloration et l'ulcération de la peau, la rapidité de la récidive, la durée relativement courte de la vie, seraient les principaux caractères du sarcome globo-cellulaire. Enfin, les huit cas de sarcome à myéloplaxes que Gross a pu rassembler ont apparu de 42 à 55 ans et n'ont présenté ni circulation veineuse sous-cutanée, ni adénite axillaire spécifique (hypertrophie ganglionnaire simple dans 3 cas), ni généralisation ; dans un quart des cas existait une ulcération.

PRONOSTIC. — Le sarcome entraîne un pronostic grave ; s'il n'est pas opéré, la mort survient par généralisation ou par épuisement. Après intervention, la récidive survient dans une proportion élevée, mais difficile à préciser. Sur 91 opérées, Gross relève 32 guérisons (datant, la plus récente de 1 mois, la plus ancienne de 10 ans et 9 mois), 42 récidives locales, 8 récidives locales et métastiques constatées, 3 récidives avec des signes évidents de généralisation, 4 généralisations et 2 généralisations supposées sans récidive locale. Ce même chirurgien pense que le sarcome survenant pendant la période active de la glande récidive plutôt localement et se généralise moins, tandis que, s'il survient à la phase de déclin, il récidive moins sur place, mais se généralise davantage.

Dans un tableau comparatif, basé sur sa statistique, Gross arrive à conclure que le sarcome et le carcinome ont une malignité à peu près égale, malgré leur différence d'évolution.

	SARCOME	CARCINOME
Invasion de la peau.......	9,77 pour 100	68,92 pour 100
— des parois thoraciques.........	3,87 —	21,53 —
— du tissu cellulaire paramammaire.	0,64 —	8,39 —
— des ganglions....	0,64 —	67,35 —
Récidives locales.........	58,24 —	80,97 —
Métastases...............	60,00 —	50,00 —
Guérisons définitives......	13,18 —	10,39 —
Durée moyenne de la vie..	81 mois.	39 mois.

La statistique de Schuoler est cependant plus réconfortante ; d'après cet auteur, les récidives ne surviennent que dans le quart des cas et les morts par métastase ne dépassent pas 12,4 pour 100.

Le pronostic varie d'ailleurs avec la variété histologique. Toujours, d'après Gross, le sarcome fuso-cellulaire récidive dans la proportion de 65,10 pour 100, avec 20,40 pour 100 de généralisation ;

le sarcome à cellules rondes, dans la proportion de 60 pour 100, avec 25 pour 100 de généralisation ; le sarcome à myéloplaxes, dans la proportion de 57,14 pour 100. Une variété serait particulièrement grave : le sarcome ostéoïde, dont 4 cas ont donné lieu à 4 généralisations.

TRAITEMENT. — Tout sarcome du sein doit être opéré dès qu'il est diagnostiqué. Si la tumeur est de petit volume, bien encapsulée et si, comme il arrive d'ordinaire en pareil cas, le diagnostic reste hésitant entre fibrome et sarcome, on peut se contenter d'une ablation suffisante, sans avoir recours d'emblée à l'amputation totale de la mamelle. L'opération se borne à extirper le segment de glande dans lequel s'est développé le sarcome. La faute qu'on est tenté de commettre est d'énucléer simplement la tumeur ; la capsule reste et donne naissance à une récidive. Pour mieux en pratiquer l'ablation, il faut circonscrire la tumeur par deux incisions cutanées elliptiques et, tranchant en plein dans la mamelle, enlever une partie de la glande avec le néoplasme.

En présence d'un sarcome volumineux, l'amputation totale s'impose évidemment.

S'il y a des ganglions, faut-il les extirper ? Bien qu'ils soient presque toujours de nature inflammatoire simple, nous pensons qu'il vaut mieux cependant en débarrasser la malade. La gravité de l'opération en est peu augmentée et la sécurité est plus grande.

Les récidives seront l'objet d'interventions successives ; à la première, il sera sage de pratiquer l'amputation totale de la mamelle.

ÉPITHÉLIOME

Sous le nom générique d'épithéliome ou d'épithélioma, on désigne toute tumeur épithéliale du sein; le carcinome rentre ainsi dans le groupe des épithéliomas. Mais ici, ne donnant au mot épithéliome qu'un sens restreint, nous ne décrivons sous ce terme qu'une variété d'épithélioma : celui qui reste longtemps confiné aux acini et aux canaux galactophores et qui, de ce seul fait, constitue cliniquement une affection toute différente du carcinome.

L'épithéliome est la forme la plus bénigne et la plus rare du cancer du sein. Peut-être paraît-il moins commun parce qu'il se confond avec les tumeurs bénignes tant qu'il reste circonscrit et qu'il revêt les allures du carcinome dès qu'il infiltre les tissus voisins. Néanmoins, il est peu fréquent. On le rencontre à tout âge, plus souvent après la ménopause.

Anatomie pathologique. — L'épithélioma du sein se présente sous deux formes histologiques principales : l'épithélioma intracanaliculaire et l'épithélioma papillaire ou dendritique de Cornil.

I. *Épithélioma intracanaliculaire.* — L'épithélioma intracanaliculaire, reconnu et décrit par Billroth, Rindfleisch et Bruns, enfin par Cornil et Ranvier, a été plus spécialement étudié par Labbé et Coyne, qui en ont donné une excellente description en même temps qu'ils ont expliqué sa bénignité relative.

Les tumeurs qui forment l'épithélioma intracanaliculaire varient en dimension de celle d'une noisette à celle du poing et plus. « Petites, elles se confondent en grande partie avec la masse du tissu de la glande mammaire, dont il est difficile de les isoler nettement. Plus tard, lorsque les parties qui ont été atteintes par cette altération morbide sont arrivées à un certain volume, il est plus facile de les isoler du tissu glandulaire normal, qui disparaît par suite d'une atrophie plus ou moins complète ou qui est envahi par le processus morbide, ce qui concourt à accroître successivement le volume de la tumeur. La périphérie du néoplasme est lobulée, recouverte de saillies arrondies, très petites le plus souvent ; ces saillies ou nodules sont réunis, rattachés les uns aux autres par une capsule fibreuse, le plus ordinairement épaisse ; elle envoie des prolongements entre les différents lobes situés à la périphérie, mais bientôt ces prolongements de la capsule s'atténuent ; ils se confondent alors dans l'intérieur de la masse morbide avec des cloisons de séparation beaucoup plus minces, bien que très visibles encore. » (Labbé et Coyne). L'atmosphère cellulo-adipeuse de la glande entoure la tumeur, mais ne la pénètre pas.

A la coupe, on constate que la tumeur est dure, résistante et offre une surface unie et plane ; parfois on y rencontre de petits kystes pouvant contenir eux-mêmes de petites végétations.

L'examen microscopique montre la prolifération abondante de l'épithélium des acini distendant les culs-de-sac ; au bout d'un temps variable, les cellules centrales peuvent subir la dégénérescence granulo-graisseuse donnant ainsi naissance aux kystes signalés plus haut.

L'épithélioma intracanaliculaire peut ne pas dépasser ce stade de son développement ; la prolifération épithéliale se fait à l'intérieur des

acini, mais ne franchit pas la membrane limitante, n'envahit pas la zone fibreuse péri-aci-
neuse. Plus souvent, par suite du développement
progressif de la tumeur ou consécutivement à des
irritations répétées, la capsule fibreuse se laisse
amincir et se rompt ; l'infiltration épithéliale
gagne le tissu conjonctif et les lacunes lymphatiques : la généralisation est dès lors menaçante.
Ainsi s'explique cette marche subitement rapide
d'épithéliomes restés des années presque silen-
cieux.

De cette description se rapprochent les lésions
trouvées par Brissaud dans quelques cas de
maladie kystique des mamelles. Comme dans
l'épithélioma intracanaliculaire, la prolifération
épithéliale constitue la lésion initiale ; le seul
caractère différentiel consiste dans le grand
nombre de kystes que présentent les seins
atteints de la maladie de Reclus. « Les culs-de-sac
ou acini sont formés d'une membrane propre,
excessivement mince, sur laquelle repose une
couche de cellules très régulières. Immédiate-
ment au-dessus de cette couche épithéliale sont
amoncelées des cellules de toutes formes, mais
vraisemblablement de même volume que les précédentes, polyédriques, anguleuses et pourvues
d'un noyau très sensible au carmin (cellules mé-

tatypiques de Malassez). Ces éléments semblent provenir d'une desquamation incessante de la couche épithéliale. Elles remplissent complètement la cavité de l'acinus et, dans la lumière longitudinale où s'ouvrent tous les culs-de-sac, on les suit encore jusqu'à une certaine distance. La distension de l'acinus, dans de pareilles conditions d'activité de l'épithélium, efface peu à peu les saillies qui séparent les culs-de-sac les uns des autres ; et sur certaines préparations heureuses, on voit que le lobule tout entier n'est plus représenté que par une cavité bondée d'épithélium métatypique avec des anfractuosités hémisphériques correspondant aux anciens culs-de-sac acineux. A un degré plus avancé de ce processus correspondent aussi les cavités kystiques de grandes dimensions qui se continuent avec un conduit galactophore de petit calibre. » (Brissaud). Ainsi, prolifération épithéliale d'une part, formation pour ainsi dire constante de cavités kystiques d'autre part, tels sont les deux caractères primordiaux de ces tumeurs, auxquelles Brissaud donne en conséquence le nom d'épithélioma kystique intra-acineux.

Cette interprétation des lésions n'est pas admise par tous les histologistes, et quelques-uns (Rochard, Toupet, Delbet) pensent qu'il s'agit simplement de mammite chronique. Cette opinion s'appuie sur de nombreux faits cliniques et se trouve également soutenue par Tillaux, Phocas, Quénu, Verneuil, etc.

II. *Épithélioma dendritique* ou papillaire (carcinome villeux, *duct-cancer* ou *duct-papilloma* des Anglais). — L'épithélioma dendritique forme des tumeurs uniques ou multiples, de moyen ou de petit volume, ordinairement fermes et élastiques au toucher, se rapprochant parfois, à l'œil nu, du carcinome encéphaloïde. Presque toujours encapsulé, il présente à la coupe de petites cavités kystiques de 1/2 à 10 millimètres et plus de diamètre. Ces kystes renferment un liquide laiteux, séreux ou hématique dans lequel flottent des végétations ou filaments *dendritiques* (1); quelques-uns contiennent parfois une matière solide (Bowlby). La plupart résultent de la dilatation des canaux galactophores; plus rarement, ils sont dus à l'agrandissement des culs-de-sac glandulaires. « Les canaux galactophores, entièrement dilatés, sont remplis de végétations énormes,

____

(1) Le nom d'*épithélioma dendritique* provient donc d'un aspect macroscopique de la tumeur ; mieux vaudrait le terme d'*épithélioma cylindrique* en raison de la forme cylindrique des cellules (V. page 166). Mais la première appellation étant consacrée par l'usage, nous l'avons conservée.

portant des bourgeons secondaires souvent anastomosés entre eux. De minces travées fibreuses

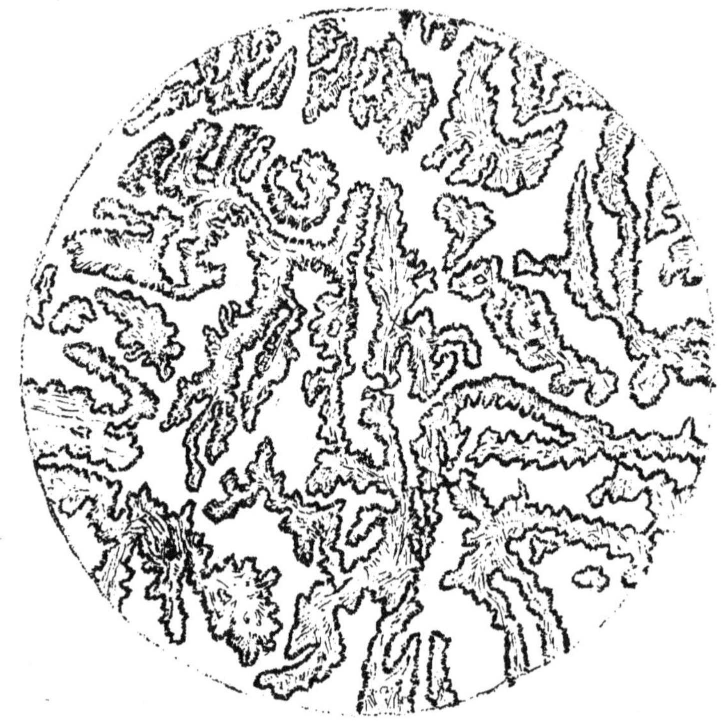

ÉPITHÉLIOMA DENDRITIQUE.
(D'après une préparation de M. Latteux.)
Vue d'ensemble.

Le tissu est formé de ramifications intriquées les unes avec
les autres, dans toutes les directions, et recouvertes d'une
couche épithéliale, à cellules variables à l'infini.
(Obj. 4 de Zeiss. Oc. 1. 150 Diam.). Dessin d'après photo-
graphie.

séparent les énormes alvéoles ainsi constitués;
les végétations et bourgeons remplissent ces al-

véoles et s'insèrent généralement en deux ou trois points à leur paroi. Avec un assez fort grossissement, on reconnaît qu'ils sont formés de tissu conjonctif revêtu d'un épithélium *cylindrique* à deux ou trois couches. Dans les cavités anfractueuses qui existent entre les végétations, on trouve souvent du mucus concret se colorant en jaune par le picro-carmin, ailleurs des masses verdâtres, composées de corpuscules granuleux de Glüge avec des cellules épithéliales en dégénérescence muqueuse. On y voit aussi des cristaux d'acides gras; assez souvent, on constate à l'extrémité libre des cellules cylindriques de revêtement des globes de mucus qui s'en détachent. Il n'y a pas d'autre lésion dans les tumeurs de ce genre. La dissociation de la pièce fraîche permet d'extraire des cavités kystiques les masses bourgeonnantes qui sont souvent longues et envoient des branches dans les ramifications du canal galactophore. » (Cornil).

Les culs-de-sac glandulaires devenus kystiques offrent des lésions analogues : prolifération des cellules épithéliales et développement de végétations fines et ramifiées à leur surface.

La paroi des canaux galactophores est assez nette et « le tissu conjonctif voisin présente ses fibres disposées concentriquement autour d'eux.

Mais il n'en est pas de même des culs-de-sac

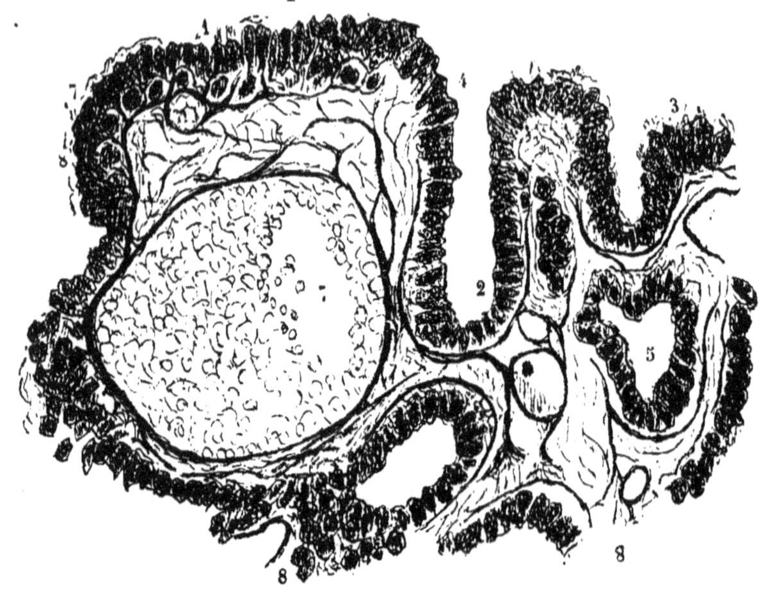

ÉPITHÉLIOMA DENDRITIQUE.
(D'après une préparation de M. Latteux.)

Coupe perpendiculaire à la surface d'une des fongosités villeuses (300 Diam.).

1. Point recouvert d'épithélium cylindro-conique allongé.

2. Point où les cellules sont plus courtes.

3. Point où elles sont extrêmement allongées.

4. Cellules arrondies (épithéliales), isolées sous le revêtement épithélial.

5. Villosités coupées transversalement et croisant l'axe principal de la coupe.

6. Amas de cellules polyédriques.

7. 7. Vaisseaux dont l'un est énorme et rempli de sang.

8. 8. Stroma fibreux très grêle, réduit en certains points à un simple filament.

dont la membrane hyaline disparaît et qui sont entourés par un tissu conjonctif transformé en alvéoles remplis de grosses cellules tuméfiées, à noyaux ovoïdes volumineux».(Cornil et Ranvier).

Les végétations sont souvent très vascularisées et peuvent présenter des hémorragies interstielles; dans ce dernier cas, très rare du reste, on peut croire à un sarcome mélanique, et c'est sous ce nom que Butlin a publié l'examen d'une tumeur reconnue plus tard pour un épithélioma dendritique.

C'est dans l'épaisseur même de la glande ou dans l'atmosphère cellulo-adipeuse périphérique que se développe l'épithéliome papillaire ; presque toujours enkysté, il ne produit pas de lésions de voisinage ; la rétraction du mamelon et l'adhérence de la peau sont exceptionnelles. Les ganglions sont rarement pris; assez souvent ils sont atteints d'hypertrophie simple. La généralisation est peu commune ; sur 11 cas, Bowlby n'en relève pas une seule observation.

Certains cas de maladie kystique des mamelles doivent rentrer dans la description de l'épithélioma dendritique, ainsi qu'en témoignent les faits de Toupet et de Pilliet.

SYMPTOMATOLOGIE. — Les deux formes histologiques de l'épithéliome sont d'une fréquence inégale : la première, ou épithéliome canaliculaire, est extrêmement rare et se traduit en clinique par les signes suivants : tumeur unique ou plus souvent multiple dans l'un des seins, à marche lente, durant parfois plusieurs années, présentant, à la fin de son évolution, l'adhérence à la peau, la rétraction du mamelon et l'adénopathie axillaire, tous signes de l'envahissement des tissus par la prolifération épithéliale.

L'autre variété, ou épithéliome dendritique, est relativement assez fréquente et revêt une symptomatologie plus nette ou tout au moins mieux connue depuis ces derniers temps.

L'épithéliome dendritique se présente sous la forme d'une ou plusieurs tumeurs petites et mobiles, dépourvues de tout caractère particulier. Le début remonte ordinairement à plusieurs années. Les signes fonctionnels sont parfois nuls ; plus souvent, la malade se plaint de sensations de tiraillement, de picotement ; dans quelques cas se montre par le mamelon un suintement séreux, sanguinolent ou sanguin, que l'on a même vu précéder l'apparition de la tumeur.

A la suite d'un coup, d'irritations répétées, ou sans aucune influence extérieure, le néoplasme s'accroît et dès lors inquiète la malade qui vient se présenter au chirurgien. La palpation de la mamelle fait percevoir une ou plusieurs tumeurs

de dimensions variant de celle d un pois à celle
d'un œuf et plus, et dont le siège est de préférence péri-mamelonnaire. La tumeur épithéliale
est irrégulière, dure, bosselée, peu ou pas douloureuse, non adhérente ni à la peau ni aux parties profondes, mais difficilement isolable du
reste de la glande. Bien qu'elle soit ordinairement
kystique, elle ne donne que rarement de la fluctuation; la ponction permet seule d'affirmer
l'existence d'une poche.

Règle générale, il existe plusieurs tumeurs et,
si le nombre de celles-ci est considérable, on a
le syndrome clinique de la maladie kystique de
Reclus. La mamelle, augmentée de volume, renferme une masse principale, entourée de nodosités
multiples.

Les ganglions de l'aisselle sont presque toujours respectés; très rarement ils sont atteints
par l'infiltration épithéliale, plus souvent ils sont
hypertrophiés.

La marche de l'épithélioma papillaire est
lente; pendant une première période, l'accroissement est à peine sensible. Survient une crise
d'acuité; la prolifération devient excessive et les
éléments épithéliaux envahissent le tissu conjonctif. A cette seconde période, l'épithélioma acquiert
la malignité du carcinome, dont il présente tous

les caractères : adhérence à la peau, rétraction du mamelon, adénopathie axillaire. La généralisation paraît, si l'intervention ne vient arrêter l'évolution de la maladie.

DIAGNOSTIC. — Au lit du malade, le diagnostic d'épithélioma intra-canaliculaire est bien difficile à porter. Ou la tumeur ne s'accompagne ni d'adhérence à la peau, ni d'adénopathie axillaire et l'on croit avoir affaire à un adéno-fibrome, ou ces signes existent, et l'on songe au carcinome. En réalité, le microscope seul permet d'affirmer l'épithélioma intra-canaliculaire.

Les mêmes remarques s'appliquent à l'épithélioma dendritique. Cependant, il existe ici un signe qui doit attirer l'attention du clinicien : l'écoulement sanguin par le mamelon. Survenant chez une femme porteuse de tumeurs multiples et péri-mamelonnaires, il permet presque à coup sûr de poser le diagnostic d'épithélioma des canaux galactophores, d'épithélioma dendritique.

Bowlby insiste sur la difficulté de la distinction entre l'épithéliome dendritique et le sarcome ; il fait remarquer cependant que le premier survient fréquemment chez les vieilles femmes, peu sujettes au second, qu'il peut former plusieurs tumeurs dans le sein, à l'encontre du sarcome, et offre un volume moindre, un accroissement moins rapide que ce dernier. Mais il faut reconnaître que des sarcomes peuvent aussi être multiples, présenter une marche lente, avoir un petit volume et se développer chez des femmes âgées.

A la période d'infiltration, l'épithéliome dendritique présente tous les symptômes du carcinome, et l'on ne pourra guère l'en distinguer que grâce aux commémoratifs fournis par la malade; le début remonte à des années, et la rétraction de la peau, l'engorgement ganglionnaire, ont apparu tout récemment. Enfin, la multiplicité des tumeurs et l'écoulement sanguin par le mamelon seront deux excellents signes en faveur de l'épithélioma dendritique.

Il serait fort important de pouvoir diagnostiquer l'épithélioma dendritique quand on se trouve en présence du syndrome clinique de la maladie kystique des mamelles, dite encore maladie de Reclus (1). Ce syndrome se rencontre, en effet, et dans l'épithélioma dendritique et dans certaines formes de mammite chronique. Il sera sans doute toujours difficile d'affirmer la nature histologique

(1) Nous avons déjà fait remarquer (page 91) que, sous le nom de maladie kystique des mamelles ou maladie de Reclus, on décrit : 1° des cas de mammite chronique ; 2° des épithéliomes dendritiques.

des lésions en présence des symptômes de la maladie kystique; cependant, il existe quelques signes qui devront faire soupçonner soit la mammite, soit l'épithélioma. Dans la mammite, la lésion est bilatérale; sauf exceptions rares, elle est unilatérale dans l'épithélioma. Dans la mammite, toute la glande est envahie et semble bourrée de grains de plomb; dans l'épithélioma, une portion est plus particulièrement atteinte et l'on trouve une grosseur entourée de plusieurs nodosités donnant une sensation toute différente. Enfin, signe plus précieux, dans l'épithélioma il existe souvent par le mamelon un écoulement sanguin ou sanguinolent qui manque dans la mammite. L'étude des antécédents et de la marche de la maladie pourra encore être de quelque secours : l'épithélioma reste stationnaire ou augmente, mais ne rétrocède pas; la mammite subit une marche oscillante, suivant l'expression de Tillaux et Phocas. Malgré tout, l'hésitation est souvent permise et, dans les cas douteux, il vaut encore mieux porter le diagnostic d'épithélioma et intervenir.

PRONOSTIC. — L'épithéliome du sein comporte un pronostic grave, puisqu'il menace tôt ou tard la malade qui le porte d'une généralisation viscérale. Mais sa malignité n'est pas à comparer à celle du carcinome ou du sarcome; opéré à temps, souvent il ne récidive pas. En cas de généralisation, la mort ne survient même qu'après plusieurs années, tant la marche en est lente.

TRAITEMENT. — Le diagnostic d'épithéliome posé, l'intervention s'impose. L'ablation totale du sein est de rigueur et n'admet pas de contre-indication. Pour le curage de l'aisselle, on peut être moins radical ; si les ganglions ne sont pas indurés et s'il n'y a pas adhérence de la peau à la tumeur mammaire, on peut négliger la toilette axillaire. Mais au moindre doute, il sera sage de procéder à l'extirpation des ganglions du tissu adipeux du creux de l'aisselle, suivant les règles que nous avons établies pour le carcinome.

DU CANCER DU SEIN

CHEZ L'HOMME

Le cancer du sein chez l'homme est une rareté ; sur 2,432 cas de carcinome mammaire, William ne trouve que 25 hommes ; Gross donne une proportion de 2 pour 100 et Schulthess celle de 1,39 pour 100. Poirier n'a pu rassembler qu'une centaine de cas. Comme le fait remarquer ce dernier chirurgien, la littérature anglaise est la plus riche en observations de cancers du sein chez l'homme : sur 100 cas, 60 lui appartiennent. Cette forte proportion ne tient pas à une étude plus approfondie des faits, mais simplement à une plus grande fréquence de l'affection chez les Anglais. En Allemagne, au contraire, cette même maladie est assez rare pour qu'on en trouve relatés à peine quelques cas. Chez nous, nous l'observons dans une proportion moitié moindre qu'en Angleterre.

L'anatomie pathologique du cancer du sein chez l'homme ne présente aucun caractère particulier ; histologiquement, la tumeur appartient à l'une des trois grandes variétés que nous avons décrites : carcinome, sarcome, épithéliome. La plus commune est le carcinome. Les lésions de voisinage sont les mêmes que dans le cancer chez la femme ; notons cependant que l'adhérence au grand pectoral paraît plus rare comparativement ; Poirier ne l'a trouvée mentionnée que 8 fois.

Le cancer du sein survient de préférence chez l'homme entre 40 et 70 ans. Poirier a relevé les âges suivants :

De 20 à 30 ans	1
— 30 à 40 —	7
— 40 à 50 —	15
— 50 à 60 —	16
— 60 à 70 —	15
— 70 à 80 —	3
— 80 à 90 —	1

D'après le même auteur, sur 47 cas, 23 fois le sein gauche était pris, et 13 fois le droit. Une fois les deux mamelles étaient atteintes.

Suivant qu'il s'agit de sarcome, d'épithéliome ou de carcinome, la symptomatologie est quelque peu différente. Les deux premiers sont trop rares pour en donner une description ; nous ne pouvons que renvoyer à l'étude que nous en avons faite chez la femme. Le carcinome, variété la plus fréquente, fera seul l'objet de cette esquisse.

Le début est ordinairement insidieux ; la tumeur se développe profondément sous la peau, sans douleur, et passe longtemps inaperçue. Parfois, quelques picotements, une sensation de tiraillement, des élancements attirent l'attention du malade dès l'apparition du cancer. Enfin, assez souvent survient par le mamelon un écoulement de sang ou de liquide séro-purulent qui fait découvrir la tumeur.

Le volume du carcinome est des plus variables ; fréquemment, il dépasse celui d'un œuf.

L'adhérence à la peau, la rétraction du mamelon, surviennent rapidement ; en revanche, la tumeur reste longtemps mobile sur les parties profondes.

Les ganglions axillaires sont atteints dans la plupart des cas ; en palpant avec attention le creux axillaire, on découvre un, deux, trois ganglions. Parfois, l'adénopathie est considérable et

les ganglions forment une masse volumineuse.
Enfin, de même que chez la femme, existent
dans quelques cas de véritables traînées cancéreuses entre la tumeur et les ganglions.

La marche est lente de l'avis de tous les auteurs. Poirier nous apprend que, dans les cas qu'il
a relevés :

5 malades sont venues consulter avant.....					1 an.
6 —	—	—	au bout de	2 ans.
4 —	—	—	—	3 —
4 —	—	—	—	4 —
2 —	—	—	—	5 —
1 —	—	—	—	6 —
2 —	—	—	—	9 —
1 —	—	—	—	10 —
1 —	—	—	—	15 —

Après un temps variable, l'ulcération apparaît
et présente les caractères ordinaires de l'ulcération carcinomateuse. Des hémorragies peuvent
se montrer alors, et Poirier en relève 8 cas.

La durée moyenne est de 3 ans et demi (Poirier); mais il ne faut pas oublier que cette moyenne
ne signifie pas grand'chose, étant données les très
grandes différences que l'on a observées entre
les divers cas publiés.

Le pronostic dépend, avant tout, de la variété
de cancer le sarcome, l'épithéliome, d'ailleurs

très rarement observés, offrent chez l'homme le même degré de malignité que chez la femme. Le carcinome dans ses formes les plus graves ne se rencontre qu'à l'état d'exception ; les cas se comptent de squirrhe pustuleux, de squirrhe en cuirasse, etc. Les faits les plus fréquents ont trait au carcinome commun, dont le pronostic n'est pas plus bénin chez l'homme que chez la femme. Verneuil, sur 5 cas, a vu 4 récidives et une mort rapide par suite de cachexie cancéreuse. Cependant, Velpeau, Birkett, Liston, avancent que le cancer du sein chez l'homme est moins grave que chez la femme ; ainsi que l'ont fait remarquer Horteloup et Poirier, si d'une façon générale le pronostic est moins sombre, la cause en est uniquement dans la plus grande fréquence chez l'homme des formes les moins mauvaises.

Le traitement ne diffère évidemment en rien de celui que nous avons exposé lors de l'étude du cancer du sein chez la femme, et nous renvoyons aux règles que nous avons établies lors de l'étude du traitement du carcinome, du sarcome ou de l'épithéliome.

Statistique de cancers du sein opérés et *suivis*

Age.	Date de l'opération.	Diagnostic après examen histologique.	Avec ou sans curage de l'aisselle.	Récidive locale.
35	Mars 1877.	Carcinome.	Curage.	Févr. 1878.
45	Juin 1880.	id.	(?)	Très rapide.
68	Novembre 1881.	id.	Curage.	Repullulation locale très lente.
64	Juin 1882.	id.	Curage.	
37	Décembre 1882.	id.	Curage.	
80	Juin 1882.	id.	Pas de curage.	Pas de récidive locale.
50	Août 1882.	Epithélioma intra-canaliculaire.	Pas de curage.	Pas de récidive locale.
42	Avril 1883.	Carcinome.	Curage.	Janv. 1884.
38	Avril 1883.	id.	Curage.	
50	Décembre 1883.	id.	Curage.	
35	Janvier 1883.	Diagnostic histol. incertain. — Sarcome (?)	Pas de curage.	
45	Mars 1884.	Carcinome.	Curage.	Juillet 1884.
39	Juin 1884.	id.	Curage.	
42	Avril 1884.	id.	Curage.	Oct. 1884.
40	Novembre 1884.	id.	Pas de curage.	
48	Octobre 1885.	id.	Pas de curage.	Pas de récidive locale.
46	Juin 1886.	Diagnostic histol. incertain. — Sarcome (?)	Pas de curage.	
59	Juillet 1886.	Carcinome.	Pas de curage.	

Généralisation.	Mort.	Causes de la mort.	Absence de récidive constatée au bout de :	Remarques.
	Juillet 1879.			
	Moins d'un an après l'opération.			
	Août 1888.	Congestion pulmonaire.		
			Plus de 11 ans.	L'opération a été faite moins de six mois après le début
	1885.	Phénomènes bulbaires.	3 ans.	
Généralisation viscérale.	Janv. 1884.			L'opération a été faite six mois après le début.
	Janv. 1885.	Cause inconnue.		
Ganglions sus-claviculaires, généralisation	Oct. 1883.			
	Févr. 1888.	Cause inconnue.		
			Plus de 10 ans.	
	Juillet 1885.			
			Plus de 9 ans.	
	Nov. 1883.	Cachexie.		
			9 ans.	L'opération a été faite six mois après le début.
Généralisation pulmonaire.	1893.			
			Plus de 7 ans.	
			Plus de 7 ans.	L'opération a été faite trois mois après le début.

Age.	Date de l'opération.	Diagnostic après examen histologique.	Avec ou sans curage de l'aisselle.	Récidive locale.
46	Novembre 1886.	Carcinome.	Pas de curage.	Pas de récidive locale.
66	Janvier 1887.	Epithélioma kystique.	Pas de curage.	
39	Février 1887.	Carcinome.	Curage.	Oct. 1887.
46	Mai 1887.	Adénome en voie de transformation épithéliale.	Pas de curage.	
55	Juin 1887.	Carcinome.	Curage.	Pas de récidive locale.
51	Octobre 1887.	id.	Curage.	OEdème du bras en oct. 1890.
60	Août 1888.	id.	Curage.	Récidive locale en mars 1889. — Nouvelle intervention.
68	Janvier 1889.	id.	Curage.	Trèsrapide.
59	Mai 1889.	id.	Curage.	
57	Juillet 1889.	Sarcome.	Pas de curage.	Noyaux de récidive enlevés en mars 1890, oct. 1890, avril 1891.
50	Juin 1889.	Carcinome.	Curage.	
73	Juillet 1889.	id.	Pas de curage.	
46	Juin 1890.	id.	Curage.	Trèsrapide.
53	Juillet 1890.	id.	Curage.	
58	Juin 1891.	Adénome colloïde en voie de transformation épithéliale.	Pas de curage.	
58	Juillet 1891.	Carcinome.	Curage.	Petit noyau de récidive enlevé en juin 1893.
43	Octobre 1891.	id.	Pas de curage.	
51	Avril 1892.	id.	Curage.	

Généralisation.	Mort.	Causes de la mort.	Absence de récidive constatée au bout de :	Remarques.
Généralisation à la moelle (?)	1893.			
			6 ans 1/2	
	Févr. 1888			
			6 ans 1/2	
	Déc. 1890.	Pneumonie		
	Nov. 1891.	Cause inconnue.		
Généralisation viscérale.	Févr. 1890.			
	Rapide.			
			Plus de 4 ans.	
				Pas de nouvelles récidives depuis 1891 La malade a été revue récemment.
			Plus de 4 ans.	
Généralisation viscérale.	Mai 1891.			
	Prompte.			
			Plus de 3 ans.	
			Plus de 2 ans.	
				Début 7 à 8 mois avant l'opération
			2 ans.	
			Plus de 1 an.	

INDEX BIBLIOGRAPHIQUE [1]

G. Alexandre. — De la leucocytose dans les cancers. *Thèse de Paris*, 1887, n° 198.

Ch.-A. Ballance et Sam.-G. Shattock. — Cultivation experiments with new growths and normal tissues, together with remarks on the parasitic theory of cancer (*Transact. of the path. Soc. of London*, 1887, t. xxxviii, p. 412).

Arthur-E. Barker. — On the histology of a case of so called " duct-cancer" (*Brit. med. Journ*, 1890, t. i, p. 590).

W.-H. Battle. — " Duct-cancer " of breast (*Transact. of the path. Soc. of London*, 1888, t. xxxix, p. 322).

P. Baumgarten. — Ueber den Scheurlen' schen Carcinombacillus (*Centralbl. f. Bakteriol. und Parasitenk.*, 1888, n° 13, p. 397).

H. Betham-Robinson. — Duct-carcinoma of breast (*Transact. of the path. Soc. of London*, 1890, t. xli, p. 221).

Billroth. Die Krankheiten der Brustdrüsen (*Deutsche Chirurgie;* Stuttgard, 1880, 41° livr., p. 91).

Bilton-Pollard. — Duct-papilloma of breast (*Transact. of the path. Soc. of London*, 1886, t. xxxvii, p. 483).

C. Brindejonc. — Étude sur quelques carcinomes colloïdes de la mamelle. *Thèse de Paris*, 1891, n° 73.

E. Brissaud. — Anatomie pathologique de la maladie kystique des mamelles (*Arch. de physiol.*, 1884, t. i, p. 98).

P.-A. Brissé-Saint-Macary. — De la maladie kystique des mamelles. *Thèse de Paris*, 1883, n° 53.

---

(1) Nous ne citons que les publications que nous avons plus particulièrement consultées.

A. Brault. — De l'origine non bactérienne du carcinome. Étude sur l'anatomie pathologique comparée des néoplasmes (tumeurs proprement dites) et des néoplasies infectieuses (*Arch. gén. de méd.*, 1885, t. II, p. 458, 586 et 689).

P. Broca. — *Traité des tumeurs;* in-8°, Paris, 1866.

Anthony-A. Bowlby. — Cases illustrating the clinical course and structure of duct-cancers or villons carcinomas of the breast (*St Bartholomew's Hosp. Rep.*, 1888, t. xxiv, p. 263).

H.-T. Butlin. — *The operative surgery of malignant diseases;* in-8°, Londres, 1887, p. 352.

— Recurrent? melanotic sarcoma of the breast (*Brit. med. Journ.*, 1887, t. I, p. 63, et *Transact. of the path. Soc. of London*, 1887, t. xxxviii, p. 343).

— Two cases of cancer of the breast treated by caustics (*St Bartholomew's Hosp. Rep.*, 1887, t. xxiii, p. 57).

Cadiat. — Du développement des tumeurs cystiques du sein (*Journ. anat. et physiol.*, 1874, t. x, p. 183).

J.-J. Camail. — Contribution à l'étude du traitement opératoire du carcinome du sein. *Thèse de Montpellier*, 1886-1887, n° 21.

M. Cazin. — La théorie parasitaire du cancer (*Arch. gén. de méd.*, 1892, 7ᵉ s., t. xxix, p. 70) (Voir Duplay).

J. Chenet. — Étude sur le cancer du sein chez l'homme. *Thèse de Paris*, 1876, n° 1.

H. Chrétien. — Les psorospermoses et la théorie parasitaire du cancer (*Poitou méd.*, 1890, p. 205).

A. Cooper. — *Œuvres chirurgicales*, trad. Chassaignac et Richelot ; in-8°, Paris, 1837.

Ch. Cordier. — Contribution à l'étude clinique du sarcome du sein. *Thèse de Paris*, 1880, n° 482.

V. Cornil. — Article Cancer (*Dict. encyclop. des sciences méd.;* Paris, 1874, t. xii, p. 148).

— *Bull. Soc. anat.*, 1886, 4ᵉ s., t. xi, p. 482.

— Sur les greffes et inoculations de cancer (*Bull. de l'Acad. de méd.*, 23 juin 1891, p. 906, et *Journ. des connaiss. méd.*, juillet 1891, p. 241).

Cornil et Ranvier. — *Manuel d'histologie pathologique ;* Paris, 2ᵉ édit., 1884, t. II, p. 73, et suiv.

H. CRISTIANI. — Recherches sur les tumeurs malignes des muscles striés (*Arch. de phys.*, 1887, 3ᵉ s., t. x, p. 107).

Ém. DEFFAUX. — Contribution à l'étude des tumeurs du sein d'origine épithéliale. *Thèse de Paris*, 1877, n° 435.

P. DELBET. — Mamelle, in *Traité de chirurgie;* Paris, 1892, t. vi, p. 274.

— Maladie kystique et mammite chronique. — Cirrhose épithéliale de la mamelle (*Bull. Soc. anat.*, 1893, p. 2).

G. DELARUE. — Étude sur le cancer de la colonne vertébrale, consécutif au cancer du sein. *Thèse de Paris*, 1876, n° 151.

F.-S. DENNIS. — Recurence of the careinoma of the breast (*Trans. of lhe amer surg. assoc.* 1891, v. ix p. 219.))

A. DESPRÈS. — Statistique des amputations du sein à l'hôpital de la Charité, 1883 à 1886 (*Gaz. des Hôp.*, 5 oct. 1886, p. 925).

L.-E. DUBAR. — Des tubercules de la mamelle. *Thèse de Paris*, 1881, n° 12.

S. DUPLAY et M. CAZIN. — Recherches sur la nature parasitaire du cancer (Congrès internat. d'hygiène. Londres, août 1891, in *Semaine méd.*, 1891, p. 349).

— Contagion et inoculabilité du cancer (*Semaine méd.*, 8 juill. 1893, p. 329).

ERICHSEN. — *The science and art of surgery*, 6ᵉ édit.; Londres, 1872, t. ii, p. 487.

Ch.-C. JAVET. — De l'influence du traumatisme sur le développement des tumeurs malignes du sein chez la femme. *Thèse de Paris*, 1881, n° 365.

L. FEILCHENFELD. — Erysipel impfung bei inoperabelem Mamma carcinom mit letalem Ausgang (*Arch. f. klin. Chir.;* Berlin, 1888, t. xxxvii, p. 834).

J. FÉLIX et A. STOCQUART. — Cas de cystosarcome fasciculé de la région pectorale, etc.; enlèvement par les caustiques chimiques (*Arch. de méd. et chir. prat.;* Bruxelles, 1887-1888, p. 25).

S. FISCHER. — Ueber die Ursachen der Krebskranheit und ihre Heilbarkeit durch das Messer (*Deutsche Zeitschr. f. Chir.*, 1881, t. xiv, p. 169).

E. Follin et S. Duplay. — *Traité de pathologie externe ;* Paris, 1878, t. v, p. 638.

J. Gay. — Lobulated mammary tumour (*Transact. of the patholog. Soc. of London*, 1865, t. xvi, p. 240) ; Recurrent mammary tumours, prolifero-cystic (*Ibid.*, 1869, t. xx, p. 359) ; Adenoïd or spindle-shaped carcinoma (*Ibid.*, 1874, t. xxx, p. 233) ; Recurrent mammary tumour, spindle-called sarcoma (?), the sixth removal (*Ibid*, 1880, t. xxxi, p. 272) ; Mammary tumour (*Ibid.*, 1882, t. xxxiii, Suppl., p. 24).

Gentilhomme. — Étude anatomo-pathologique sur une tumeur du sein (*Union méd. et scient. du Nord-Est*, 1885, p. 73).

E.-P. Gillette. — *Bull. et Mém. Soc. Chir.*, 1885, t. xi, p. 596, et *Union méd.*, 1885, p. 264.

Ricman-J. Godlee. — On anomalous form of "blood-cyst" (*Transact. of the path. Soc. of London*, 1876, t. xxvii, p. 270).

S.-W. Gross. — A clinical study of carcinoma of the breast and its treatment (*The amer. Journ. of med. sciences*, mars 1888, t. xcv, p. 219, et avril 1888, p. 341) ; Sarcoma of the female breast (*Ibid.*, juill. 1887, p. 17).

O. Gueillot. — La contagion du cancer (*Journ. des connaiss. méd.*, 1892, p. 403, 413 et 419).

L. Heidenhain. — Ueber die Ursachen der localen Krebsrecidive nach amputatio mammœ (*Arch. f. klin. Chir.*, 1889, t. xxxix, p. 97).

A. Henry. — Statistische Mittheilungen über den Brustkrebs, nach Beobachtungen, etc. *Diss. inaug.;* Breslau, 1879.

A. Heurtaux. — Observation de cancer ostéoïde du sein ; remarques sur les tumeurs de cette nature (*Mém. de la Soc. de Chir. de Paris*, 1874, t. vii, p. 1).

Hildebrand. — Beitrag zur Statistik des Mamma carcinoms der Frau (*Deutsche Zeitschr. f. Chir.*, 1887, t. xxv, p. 337).

P. Horteloup. — Des tumeurs du sein chez l'homme. *Thèse d'agrég.;* Paris, 1872.

J.-Inglis Parsons. — The arrest of growth in cancer by the interrupted voltaïc current (*The Lancet*, 30 nov. 1889, p. 1108).

G. Julliard. — Sarcome de l'aisselle et de la région sous-claviculaire ; ligature de l'artère et de la veine sous-clavières et de l'artère et de la veine axillaires ; guérison (*Revue méd. de la Suisse romande*, 1882, p. 197).

F. KADDOUR-BEN-MOHAMMED. — Des pneumonies dans les opérations d'extirpation du sein. *Thèse de Paris*, 1888.

E. KIRMISSON. — Note sur la topographie des ganglions axillaires (*Bull. Soc. anat.*, 1882, 4ᵉ s., t. VII, p. 453).

— Remarques sur l'ablation des tumeurs du sein (*Bull. et Mém. de la Soc. de Chir.*, 1882, t. VIII, p. 72).

— *Semaine méd.*, 1885, p. 128.

J.-A. KORTEWEG. — Die operative Behandlung des Brustkrebses (*Arch. f. klin. Chir.*, 1880, t. XXV, p. 767).

P.-J. KUBASSOFF. — Ueber die Micro-organismen der Krebs, neubildungen (*Wien. med. Presse*, 1890, nº 29, p. 1145).

E. KÜSTER (de Berlin). — Zur Behandlung des Brustkrebses (*Berl. klin. Wochenschr.*, 28 mai 1883, p. 339).

— Die Schonung der Nervi subscapulares bei Ausruæmung der Achselhohle (*Centr. f. Chir.*, 1887, nº 11, p. 193).

L. LABBÉ. — De la récidive des tumeurs du sein (*Congrès franç. de chir.*, 3ᵉ sess., 1888, p. 277).

LABBÉ et COYNE. — *Traité des tumeurs bénignes du sein ;* Paris, 1876.

A. LANDRY. — Contribution à l'étude du cancer du sein chez l'homme. *Thèse de Paris*, 1883, nº 46.

O. LANNELONGUE. — Article Mamelles, *Dic. de méd. et de chir. prat.;* Paris, 1875, t. XXI, p. 568.

R. LECLERC. — Contusion et néoplasmes. De la prédisposition aux tumeurs. *Thèse de Paris*, 1883, nº 326.

R-Cowan LEES. — The treatment of inoperable malignant neoplasms by the bichloride of mercury in oil (*The Lancet*, 15 oct. 1892, p. 875).

LEMONNIER et F. VERCHÈRE. — Épithélioma intra-canaliculaire du sein, kystique et végétant (*Bull. Soc. anat.*, 1889, 5ᵉ s., t. III, p. 345).

N.-C. MACNAMARA. — Abstract of clinical lectures on carcinomas of the breast which require an operation (*Brit. med. Journ.*, 1888, t. I, p. 1046).

G.-L. MAGRUDER. — Cancer of sacrum and liver, secondary to cancer of breast (*Journ. of amer. Assoc.*, 1888, t. X, p. 519).

L. MALASSEZ. —Sur le « cylindrome » (*Arch. de physiol.*, 1883, t. I, p. 123).

A. MALHERBE. — Quelques mots sur la classification des tumeurs du genre épithéliome et sur quelques espèces récemment décrites (épithéliome calcifié et épithéliome polymorphe) (*Arch. gén. de méd.*, 1885, t. II, p. 520).

G. MANDRY. — Die Tuberculose der Brustdrüse (*Beitr. zur klin. Chir.*, 1892, t. VIII, p. 179).

A. MAYOR et E. QUÉNU. — De l'artérite chronique dans le cancer, etc. (*Revue de Chir.*, 1881, t. I, p. 986).

M. MEUSNIER. — Des épanchements pleuraux consécutifs aux cancers du sein (*Associat. franç. pour l'avancement des sciences* ; Blois, 1884, 1re partie, p. 492).

Ed. von MEYER. — Ein Beitrag zur Lehre von der Heibbar keit der Krebskrankheit (*Deutsche Zeitschr. f. Chir.*, 1888, t. XXVIII, p. 169).

Ch. MONOD. — Des tumeurs non carcinomateuses du sein (*Arch. gén. de Méd.*, janv. 1875, p. 22).

— *Leçons de clinique chirurgicale*, Paris, 1884, p. 37.

— Myxosarcome très volumineux du sein (*Bull. Soc. anat.*, 1889, 5e s., t. III, p. 485).

H. MORAU. — Inoculation en série d'une tumeur épithéliale de la souris blanche (*C. R. Soc. Biologie*, 1891, 9e s., t. III, p. 289).

MULLER (de Bonn). — Stoffwechseluntersuchungen bei Carcinomkranken (8e Congrès méd. de Wiesbaden; avril 1889, *in Berl. klin. Wochenschr.*, 13 mai 1889, p. 435).

Em. MULLER. — Du pansement durable et de l'opération du cancer du sein avec évidement de l'aisselle et de la région sous-pectorale; guérison sous un pansement unique (*Gaz. méd. de Strasbourg*, 1er avril 1887, p. 37).

Ch.-B. NANCRÈDE. — Treatment of carcinoma of the breast (*Med. News*, 19 mai 1883, p. 563).

G. NEPVEU. — Sur quelques formes cellulaires spéciales : cellules à prolongements multiples et cellules conjuguées dans l'épithélioma et le cancer (*Associat. franç. pour l'avancement des sciences* ; Oran, 1888, 2e partie, p. 445).

— Recherches histologiques sur la pathogénie du cancer (*Ibid.*, 20e sess.; Marseille, 1891, p. 754).

E. Nicaise. — De la greffe cancéreuse (*Revue de Chir.*, 1884, p. 841).

E. Oiry. — Étude sur un cas d'envahissement du nerf cubital par un épithéliome pavimenteux lobulé. *Thèse de Paris*, 1890, n° 116.

J. Oldekop. — Statistische Zusammenstellung der in der Klinik des Herrn Prof. Esmarch, zü Kiel, von 1850-1878 beobachseten 250 Fælle von Mammacarcinom (*Arch. f. klin. Chir.*; Berlin, 1879, t. xxiv, p. 536 et 693).

Steph. Paget. — The distribution of secondary growths in cancer of the breast (*The Lancet*, 23 mars 1889, p. 571).

G. Phocas — Contribution à l'étude clinique des rapports entre certaines inflammations et tumeurs du sein (maladie noueuse de la mamelle. (*Thèse de Paris*, 1886, n° 9.

— Mammites chroniques (*Gaz. des Hôpit.*, 1890, n° 94, p. 865).

Pilliet. — Carcinome du sein droit propagé à l'aisselle; envahissement du plexus brachial, altération des nerfs (*Bull. Soc. anat.*, 1888, 5ᵉ s., t. ii, p. 585).

— Deux cas d'épithélioma kystique du sein (*Bull. Soc. anat.*, 1891, 5ᵉ s., t. v, p. 3).

B. Pitts. — Villous carcinoma of the right breast (*Brit. med. Journ.*, 1888, t. i, p. 533, et *Transact. of the path. Soc. of London*, 1888, t. xxxix, p. 320).

A. Plicque. — Contribution à l'étude des récidives des néoplasmes opérés. *Thèse de Paris*, 1888.

P. Poirier. — Contribution à l'étude des tumeurs du sein chez l'homme. *Thèse de Paris*, 1883, n° 379.

Pollard. — Voir Billon.

E. Potherat. — Contribution au traitement des tumeurs de la mamelle (*Revue gén. de Clin. et de Thérap.*, 14 févr. 1889, p. 103).

Ch.-A. Powers. — Cancer of the breast in a man (*New-York med. Record*, 20 oct. 1888. t. xxxiv, p. 488).

M. Psalidas. — Étude clin. et histologique sur le lymphadénome en général, et en particulier sur une forme rare observée dans la mamelle. *Thèse de Paris*, 1890, n° 76.

G. Rappin. — Recherches sur l'inoculabilité du cancer (*Journ. des connaiss. méd.*, 1ᵉʳ mai 1890, p. 139).

P. RECLUS. — La maladie kystique des mamelles (*Revue de Chir.*, 1883, t. III, p. 761).

— Mastites chroniques et cancers du sein (*Gaz. hebdom.*, 25 mars 1887, p. 193).

H. RIEFFEL. — De quelques points relatifs aux récidives et aux généralisations des cancers du sein chez la femme. *Thèse de Paris*, 1890, n° 123.

Alb. ROBIN. — L'urée et le cancer (*Gaz. méd. de Paris*, 16 août 1884, p. 385).

ROBINSON. — Voir BETHAM.

Eug. ROCHARD — De la maladie kystique de la mamelle (*Arch. gén. de méd.*, 1891, t. II, p. 82).

J. ROSENTHAL. — Untersuchengen über das Vorkommen von Mikroorganismen in Geschwülsten, namentlich carcinomen, mit besonderer Berucksichtigung des Scheurlen'schen Carcinombacillus (*Zeitschrift f. Hygiene*, 5e Band, 1889, p. 161).

SCHEURLEN. — Die Ætiologie des Carcinoms (*Berl. klin. Woch.*, 5 déc. 1887, n° 49, p. 935).

SCHILL (de Dresde). — Ueber den regelmæssigen Befund von Doppelpunktstæbchen im carcinomatœsen und sarcomatosen Gewebe (*Deutsche med. Wochenschrift*, 1887, n° 48, p. 1034).

SCHINZINGER. — Ueber Carcinoma Mammæ (Communication au 18e Congrès de la Soc. allem. de Chirurgie, 1889, *in* Centralbl. f. Chir., 1889, Supplément, p 55).

Hans SCHMID. — Zur Statistik der Mammacarcinome und deren Heilung (*Deutsche Zeitschr. f. Chir.*, 1887, t. XXVI, p. 139).

SCHMIDT. — *Beitrage zur klin. Chir.*, 1889, t. IV, p. 40.

SCHULTHESS. — *Ibid.*, p. 445.

R. SICRE. — Contribution à l'étude de la maladie kystique de la mamelle. *Thèse de Paris*, 1890, n° 77.

M. SIMMONDS. — Ueber Gallertkrebs der Brustdrüse (*Deutsche Zeitschr. f. Chir.*, 1884, t. XX, p. 74).

SNOW. — The sternal symptom in breast carcinoma (*The Lancet*, 1891, t. I, p. 536 et 595).

SOREL. — Le cancer se transmet-il par l'habitation et par l'eau? (*Normandie méd.*, 1890, p. 385).

J. Sourice. — De la maladie kystique de la mamelle (maladie de Reclus). *Thèse de Paris*, 1887, n° 345.

Otto Sprengel. — Mittheilungen über die in den Jahren 1874 bis 1878 auf der Volkmann'schen klinik operativ behandelten 131 Fælle von Brustcarcinom (*Arch. f. klin. Chir.*, 1882, t. xxviii, p. 805).

O. Terrillon. — Résultats immédiats et tardifs de cent ablations du sein (*Bull. gén. de thérap. méd. et chir.*; 1891, t. cxx, p. 385).

P. Tillaux. — *Traité de chirurgie clinique*, 2ᵉ tir., Paris, 1888, t. ɪ, p. 697.

— Tumeurs du sein (*Gaz. des Hôpit.*, 1890, n° 90, p. 830).

— Diagnostic différentiel entre le sarcome et le carcinome du sein (*Semaine méd.*, 1886, p. 30).

G. von Torok et R. Wittelshofer. — Zur Statistik des Mammacarcinoms (*Arch. f. klin. Chir.*, 1880, t. xxv, p. 873).

Toupet. — Trois cas de maladie kystique des mamelles, considérés au point de vue anatomique (*Semaine méd.*, 8 oct. 1890, p. 370).

Toupet et Glantenay. — Observation de maladie kystique des mamelles (*Bull. Soc. anat.*, 1891, 5ᵉ s., t. v, p. 575).

L. Tripier. — Du cancer de la colonne vertébrale et de ses rapports avec la paraplégie douloureuse. *Thèse de Paris*, 1886.

M.-H. Truc. — Essai sur la chirurgie du poumon dans les affections non traumatiques. *Thèse de Lyon*, 1885, p. 32.

E. Valude. — Du traitement chirurgical des néoplasmes mammaires. *Thèse de Paris*, 1885, n° 91.

A. Velpeau. — *Traité des maladies du sein*, 2ᵉ édit.; Paris, 1858.

Ar. Verneuil. — Propriétés pathogènes des microbes contenus dans les tumeurs malignes (*Comptes rendus de l'Acad. des sciences;* Paris, 28 août 1889, t. cɪx, p. 349).

Volkmann. — *Beitræge zur Chir.;* Leipzig, 1875, p. 319.

J.-Collins Warrenn. — The diagnosis and treatment of cancer of the breast (*Boston med. and surg. Journ.*, 11 avril 1889, t. cxx, p. 349).

W. Watson-Cheyne. — Removal of a mass of scirrhus from the axilla; ligature of the axillary vein; recovery (*Med. Time and Gaz.*, 27 août 1881, p. 254).

K. Weil. — Uber die Unterbindung grosser Gefæsstamme in der continlitæu (*Prager med. Woch.*, 1880, nº 13, p. 121).

F. de Wezyk. — Étude sur un cas de cystosarcome du sein. *Thèse de Paris*, 1876, nº 171.

L. Wickham. — Contribution à l'étude des psorospermoses cutanées et de certaines formes du cancer. *Thèse de Paris*, 1890, nº 217.

R. Williams. — The duration of life in cancer of the breast (*The Lancet*, 12 janv. 1889, p. 72).

D. Wilson. — Scirrhus of the breast during pregnancy (*Brit. med. Journ.*, sept. 1878, t. ii, p. 474).

V. Winiwarter. — *Beitrage zur Statistik der Carcinome*; in-4º, Stuttgart, 1878, p. 6.

Ziegler. — *Anatomie pathologique*, t. i, p. 375.

TABLE DES MATIÈRES

CORBEIL. — IMP. ET STÉR. CRÉTÉ-DE L'ARBRE

Bulletin

des

Annonces.

PHARMACIE F. VIGIER

Pharmacien de 1ʳᵉ classe

LAURÉAT DES HOPITAUX ET DE L'ÉCOLE DE PHARMACIE DE PARIS

Paris, 12, Boulevard Bonne-Nouvelle, 12, Paris.

TUBES ANTISEPTIQUES VIGIER AU SUBLIMÉ

Solution alcoolique de sublimé, colorée par du bleu d'indigo, employée en *obstétrique* et en *chirurgie*. — La dissolution du sublimé dans l'eau est assurée et on obtient instantanément des solutions à 0 gr 25, 0 gr. 50, 0 gr. 75 ou 1 gramme de sublimé pour 100 grammes d'eau. — Se vendent par **boîtes de 10 tubes,** chaque tube renferme 1 gramme de sublimé

RÉSORCINOL DU Dʳ WENNINGS

Liquide antiseptique non caustique, d'un parfum agréable, à base de **Résorcine**. — *Mode d'emploi:* Une à deux cuillerées à bouche de ce liquide, par litre d'eau pour la *toilette,* les *injections,* les *ablutions* et pour les *pansements.*

EUCALYPTOLEINE VIGIER (PETRO EUCALYPTOL)

En badigeonnages plusieurs fois par jour, dans les cas d'**Angines, Diphtéries,** etc.

TRAITEMENT DE LA TUBERCULOSE PAR LE CARBONATE DE GAIACOL VIGIER

En capsules de 0 gr. 10. — *Dose :* de 2 à 10 capsules par jour. — Le **Carbonate de Gaïacol** jouit des *vertus curatives* du gaïacol sans en avoir les *effets irritants.* — Traversant l'*estomac* sans se décomposer, il agit dans *l'intestin.* Ne troublant pas les *fonctions digestives,* il remplace avantageusement le **Gaïacol** et la **Créosote,** il détruit la *tuberculine* (toxine), il excite l'appétit.

MANGANI-FER VIGIER

Contre *l'Anémie,* la *Chlorose,* etc. — Le **Mangani-Fer Vigier** est du *saccharate de manganèse et de fer,* d'un goût agréable, extrêmement *assimilable* ; c'est le *fortifiant par excellence.* Il ne *constipe pas* et ne *noircit pas les dents.* — *Dose :* une cuillerée à soupe de cette solution au repas.

SACCHAROLE DE QUINQUINA VIGIER

Une cuillerée à café dans la première cuillerée de potage.

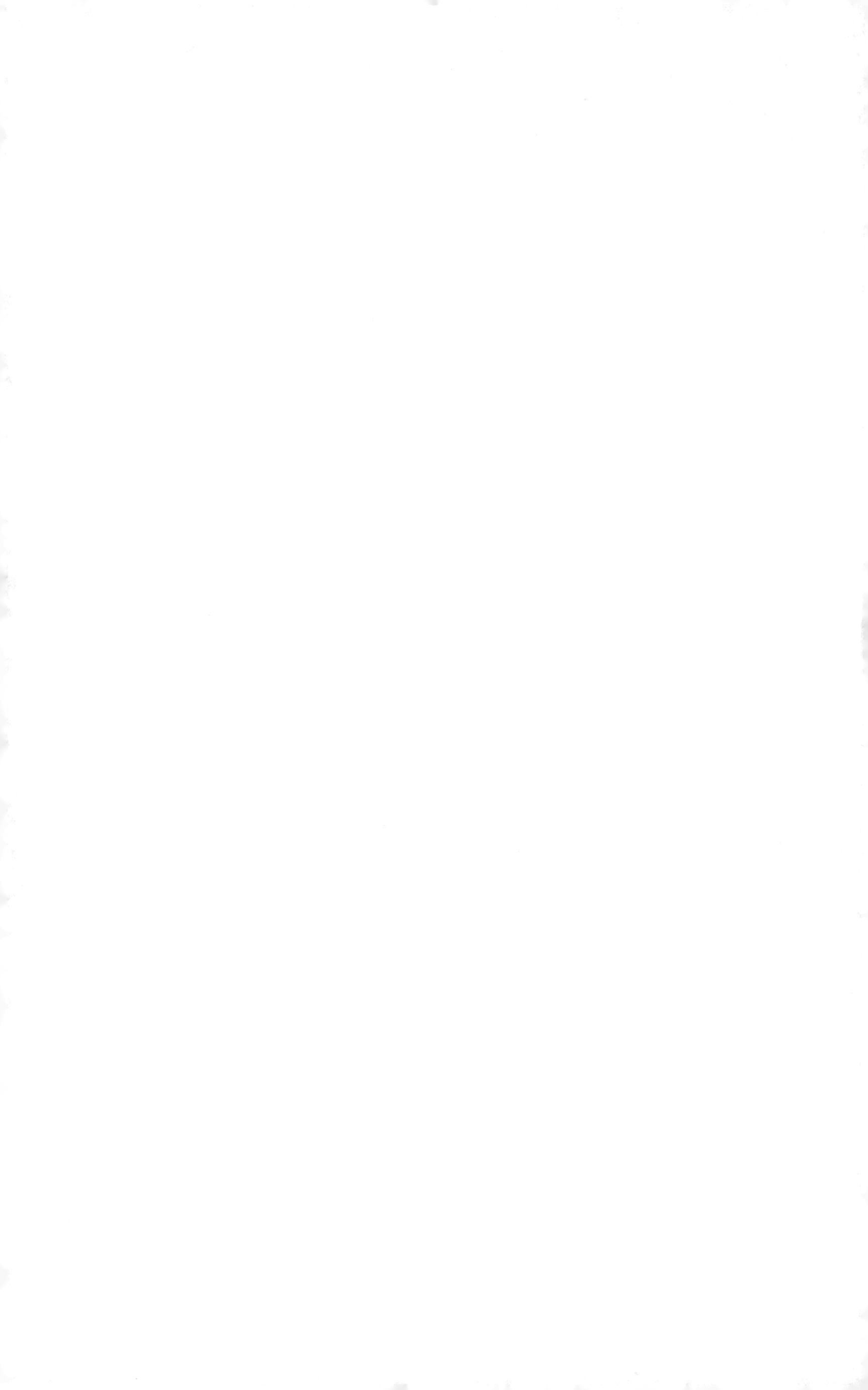

www.ingramcontent.com/pod-product-compliance
Lightning Source LLC
LaVergne TN
LVHW021703060726
842527LV00003B/983